Elogios a **RE-REGULADO**

«La obra *Re-regulado* está repleta de consejos prácticos y herramientas para empezar a sanar de la desregulación, la desconexión y las conductas autodestructivas. Anna comparte con valentía su viaje personal desde las profundidades de la desesperación y nos regala su inspirador proceso de autodescubrimiento para superar su propio trauma infantil».

DRA. NICOLE LEPERA, autora de *Sánate* y *Cómo ser el amor que buscas*, del *New York Times*

«Anna Runkle no solo ha elaborado un recurso sincero y accesible sobre el trauma complejo, sino que también ha dotado a los lectores de un sistema para trabajar la autorregulación con enfoque práctico. Este es el "cómo" que a menudo falta en el debate sobre el trauma complejo, y Anna nos lo entrega con claridad y empatía».

PATRICK TEAHAN, educador sobre trauma infantil, *youtuber* y presentador del pódcast *Our Whole Childhood*

«El libro *Re-regulado*, de Anna Runkle, es una poderosa guía para ayudar a las personas que están atravesando crisis importantes en sus vidas. Sobre la base de su propia infancia traumática, la autora ha desarrollado un conjunto de métodos que pueden combatir la depresión, el desprecio por uno mismo, la culpa y las conductas autodestructivas. A través de la escritura, la meditación y otros ejercicios, Runkle nos brinda su firme y alentador apoyo para trazar una hoja de ruta hacia una mejor salud».

JAMES PENNEBAKER, doctor y profesor emérito de Psicología en la Universidad de Texas, en Austin, y autor de *Opening Up by Writing It Down*

«¿Te gustaría cambiar la historia de tu vida? Anna Runkle te da las herramientas y las técnicas para transformar las heridas en sabiduría, el dolor en propósito y el miedo en amor».

ROBERT HOLDEN, autor de *Shift Happens!*

«Anna es una auténtica rompedora de cadenas; pertenece a esa clase de personas especiales que se niegan a transmitir el trauma generacional y, con empatía, nos enseñan a los demás a lograrlo también. Gracias a su viaje hacia la superación del trauma, Anna describe los síntomas ocultos con los que muchas personas pueden sentirse identificadas. Pero va más allá y nos enseña los pasos prácticos para curarnos y cambiar de vida. *Re-regulado* es diferente a cualquier otra cosa que puedas encontrar: es una guía exhaustiva creada por alguien que, tras experimentar el trauma y recuperarse de sus secuelas, enseña a todo aquel que lo necesite su enfoque práctico para sanar y cambiar de vida».

EMMA MCADAM, terapeuta matrimonial y familiar
y fundadora de Therapy in a Nutshell

RE·REGULADO

ANNA RUNKLE

CREADORA DEL MÉTODO DE SANACIÓN
THE CRAPPY CHILDHOOD FAIRY

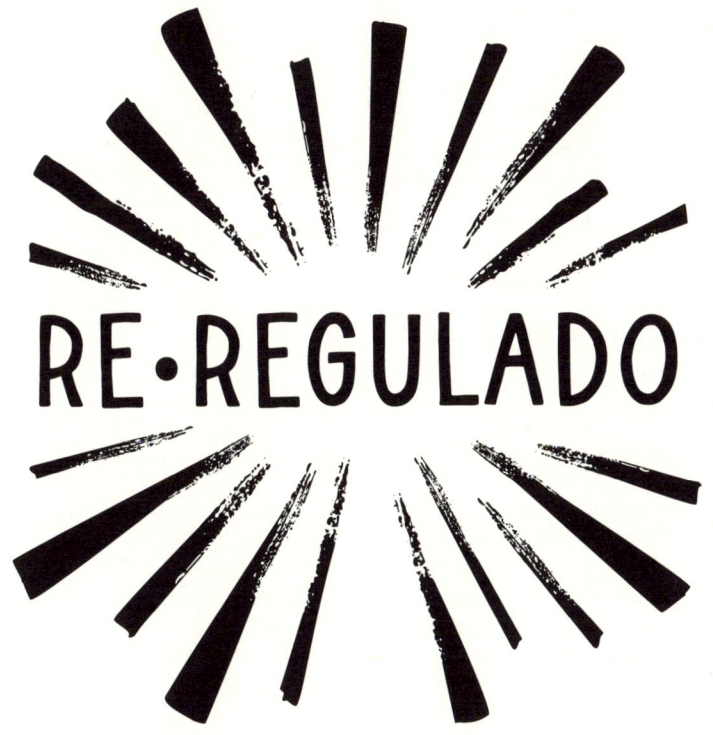

RE·REGULADO

LÍBRATE DE TU ESTRÉS POSTRAUMÁTICO INFANTIL
Y DE LOS COMPORTAMIENTOS
QUE TE MANTIENEN ESTANCADO

Traducción de Ana Belén Moreno

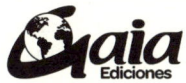

Título original: *Re-Regulated*

Traducción: Ana Belén Moreno

Diseño de cubierta: Micah Kandros

© 2024, Anna Runkle

Publicado originalmente en 2024 por Hay House LLC

Publicado por acuerdo con Hay House UK Ltd,
Watson House, 54 Baker Street, W1U 7BU, Reino Unido

© Distribuciones Alfaomega S. L., Gaia Ediciones, 2024
   Alquimia, 6 - 28933 Móstoles (Madrid) - España
   Tel.: 91 617 08 67
   www.grupogaia.es - E-mail: grupogaia@grupogaia.es

Primera edición: septiembre de 2025

Depósito legal: M. 12.446-2025
I.S.B.N.: 978-84-1108-181-8

Impreso en China

*Para todas las personas que alguna vez
resultaron heridas e invisibilizadas,
y para la gente buena que nos vio y nos ayudó.*

Índice

Introducción 11

CAPÍTULO 1: LA VERDAD SOBRE EL TRAUMA INFANTIL 29

CAPÍTULO 2: LAS TERAPIAS PARA EL TRAUMA,
TRADICIONALES Y ACTUALES,
Y EN QUÉ SE DIFERENCIA ESTE ENFOQUE 57

CAPÍTULO 3: LA PRÁCTICA DIARIA 75

CAPÍTULO 4: EL SÍNTOMA PRINCIPAL DEL TEPT INFANTIL:
LA DESREGULACIÓN DEL SISTEMA NERVIOSO 95

CAPÍTULO 5: CÓMO IDENTIFICAR Y SANAR
LOS DESENCADENANTES DE LA DESREGULACIÓN 113

CAPÍTULO 6: LA DESREGULACIÓN EMOCIONAL 127

CAPÍTULO 7: LA DESCONEXIÓN 143

CAPÍTULO 8: TRAUMAS «INTERNOS»
Y CONDUCTAS AUTODESTRUCTIVAS 167

CAPÍTULO 9: CÓMO ALCANZAR LA PLENITUD
Y AUTENTICIDAD DE TU SER 185

APÉNDICE: Preguntas frecuentes sobre la Práctica diaria 201
Recursos 231

Índice temático 233
Notas 245
Agradecimientos 247
Sobre la autora 249

Introducción

UNA NOCHE, a finales del invierno de 1994, cuando tenía treinta años, llevé en coche a una mujer a la que apenas conocía. Se llamaba Rachel y acababa de unirse al grupo de teatro del que yo era miembro. Como ella no tenía coche, me ofrecí a llevarla a su casa, que resultó ser un viejo almacén destartalado, situado en una zona peligrosa de Oakland.

Nos quedamos charlando en el coche un par de minutos. Me contó anécdotas de la época en la que vivió en la calle y del calvario por el que pasó cuando empezó a dejar de beber. Tenía los brazos llenos de tatuajes y en cada frase que pronunciaba metía una palabrota, incluso cuando hablaba de cosas buenas, y hasta de *Dios*. Por aquel entonces yo no creía en Dios, pero me caía bien.

Yo cargaba con un secreto y, justo antes de que ella se bajara del coche, se lo solté: estaba pensando en quitarme la vida al día siguiente.

«¡Vaya!», dijo ella, como si fuera lo más normal del mundo, algo que ya le habían comentado muchas veces. Luego añadió que tenía una cosa que podría ayudarme a sentirme mejor y me invitó a entrar para hablar de ello. Así que acepté.

Y doy gracias a Dios por eso.

En aquel entonces yo estaba luchando contra un TEPT (trastorno de estrés postraumático) infantil. Lo sé ahora, por-

que en aquella época no era algo de lo que se hablara. Había acudido a mi médico y a mi terapeuta en busca de ayuda, pero su forma de entender lo que me pasaba y de tratarlo me hizo sentir peor que antes. Tenía mi vida patas arriba.

Todo cambió aquella noche, en el almacén de Rachel, quien me enseñó una sencilla técnica de escritura que me calmó al instante. Eso puso en marcha una transformación que se manifestó con rapidez en mi vida, aunque yo todavía no tenía ni idea de *por qué* funcionaba tan bien.

Tardé veinte años en hallar la respuesta: me encontraba *desregulada*. A pesar de que la comprensión de este fenómeno es aún incipiente, la desregulación del sistema nervioso es algo muy frecuente y común en quienes sufrieron traumas en su niñez (como fue mi caso). Es el síntoma *central* del TEPT infantil y está detrás de casi todos los otros síntomas del trauma.

A quién va dirigido este libro

Si en tu infancia sufriste maltrato, negligencia o un estrés intenso y continuado, es probable que presentes algunos de los mismos síntomas que tuve yo. Tal vez estés descubriendo ahora, mientras lees este libro, que muchas de las dificultades a las que te has enfrentado en tu vida están relacionadas con traumas.

Quizá hayas recurrido a infinidad de métodos para sanar y sentirte mejor. Y si eres como muchos de nosotros, puede que ninguna de esas soluciones te haya dado los resultados que esperabas. Además, como aún no has aprendido a re-regularte, es probable que los métodos intentados hasta ahora (terapia, medicación, grupos de apoyo, ejercicios, etc.) te hayan hecho sentir peor.

Sanar el trauma es complicado porque la desregulación hace que concentrarse o llevar a cabo las tareas planeadas resulte más difícil, así que la meta puede parecer inalcanzable. Pero existe una manera más efectiva de lograrlo.

Con este libro, aprenderás a *re-regularte*. Te contaré en qué consiste este proceso, cómo ponerlo en práctica de manera rápida y por qué es bueno seguir regulándote para sanar todos los aspectos de tu vida: la salud, las relaciones, las emociones y la concentración mental. Luego te guiaré paso a paso a través de mi método revolucionario para resolver los problemas que tienden a acumularse en las vidas de las personas propensas a la desregulación.

Una gran parte de lo que te enseñaré es de sentido común, aunque resulte contraintuitivo. Puede que reconozcas elementos de otras disciplinas (la neurobiología, la psicología, los doce pasos, ciertas creencias tradicionales...), pero el método no se parece a nada que hayas probado antes.

Aunque la investigación sobre el trauma está avanzando con rapidez, la cultura de la sanación es lenta a la hora de adoptar los nuevos conocimientos. Las viejas creencias y los enfoques tradicionales, como la terapia conversacional y la farmacológica —que, según se sabe desde hace mucho tiempo, funcionan de manera limitada—, siguen siendo vistos como «la única forma de tratar el trauma». A mí no me sirvió el enfoque estándar y, al igual que muchas personas con síntomas típicos de trauma, pensé que era solo cosa mía.

Cuando empecé a sanar, los resultados fueron tan espectaculares que enseguida me dispuse a compartir lo que había aprendido, deseosa de transmitirlo a todo aquel que quisiera recuperarse. En los veinticinco años siguientes, enseñé mis descubrimientos a cientos de amigos; después, a los amigos de mis amigos; luego a grupos más grandes, y, por último, a un montón de personas a través de mi proyecto The Crappy Childhood

Fairy, que hoy tiene más de un millón de seguidores en diferentes plataformas: allí ofrecemos vídeos, cursos, webinarios, talleres, *coaching* y una comunidad en línea constituida por gente que sigue este método.

La vida tuvo que ponerse dura *de verdad*

En cierto modo, me alegro de que se me complicaran tanto las cosas; si no hubiera sido así (y en el caso de haber sobrevivido), seguiría desregulada, estancada, triste y sola, e igual de aterrorizada que aquella noche de 1994 en la que le confesé a Rachel mi desesperación.

Unas semanas antes de aquella noche, un amigo y yo salimos de una cafetería y emprendimos a pie el regreso a casa. De repente, cuatro chicos, que parecían tener menos de veinte años, saltaron de un coche; uno de ellos le dio una patada en la cara a mi amigo y le rompió la nariz. Otro me propinó un puñetazo en la sien y me dejó inconsciente, y luego todo el grupo me pateó varias veces en la cabeza y en la cara, con lo que me rompieron la mandíbula y algunos dientes. En medio del ataque, volví en mí y grité, y ellos huyeron. La policía llegó rápido y nos llevaron al hospital. Recuerdo que las semanas siguientes fueron algo confusas.

En aquella época, mi madre se encontraba en la fase terminal de un cáncer de pulmón. Una semana después del ataque, tomé un vuelo a Tucson, sabiendo que sería la última vez que la vería. Pasé unos días a su lado y luego, cuando llegó el momento de irme, balbuceé una torpe despedida. Ella estaba sentada en la cama, con las piernas cruzadas, fumando un cigarrillo, y me miraba mientras yo, sollozante, apenas podía pronunciar las palabras para decir que todo estaba bien, que lamentaba haberme sentido siempre tan enfadada con ella y

que la amaba. Ella parecía bastante ausente, así que no sé si no pudo o si no quiso responderme. Mi padrastro presenció todo aquello y, al cabo de un rato, el silencio empezó a volverse incómodo. Entonces agarré mi maleta y me fui al aeropuerto.

De vuelta en casa, mi estado emocional iba tornándose cada vez más agitado. Llevaba ya varios meses sumida en una profunda depresión, después de que la persona a la que más quería me dejara para siempre. Y en ese momento, tras la experiencia de la agresión y la fría despedida con mi madre, ya no pude soportarlo más. Me sobrecogió una mezcla de dolor, ira y pánico tan intensa que mis amigos ya no sabían qué hacer conmigo. En el trabajo (era la responsable de *marketing* de una red de centros de salud) comencé a hacer comentarios fuera de lugar y bastante hostiles, algo nada propio de mí, por lo que estuvieron a punto de despedirme.

Antes de que la tormenta del trauma me arrasara, no me encontraba bien, pero al menos lograba mantenerme en pie. Sin embargo, solo dos meses después, me resultaba imposible concentrarme, ni siquiera para leer un párrafo entero o marcar un número de teléfono. Mis emociones estaban descontroladas y era evidente que parecía una desquiciada, aunque tratara de disimularlo.

Hace unos días le pregunté a Rachel —pues seguimos siendo amigas— si ella pensaba que yo estaba loca en aquel entonces.

—Bueno, estabas bastante alterada —me contestó. Nos encontrábamos en compañía de algunos de mis estudiantes, que se alegraron de conocer a la mujer que me enseñó las técnicas que me salvaron la vida.

—¿Como quien dice... muy estresada? —le pregunté.

—No, más bien como quien dice *loca de remate* —respondió. Todos se rieron. Jamás me hubiesen imaginado así.

Pero en aquel entonces me sentía desesperada. Necesitaba ayuda y no la encontraba.

Mi médico de aquella época aseguró que mi escáner cerebral estaba «bien» y me recetó Xanax. Mi terapeuta, por su parte, opinaba que me hacía falta hablar más sobre lo que había ocurrido, y me pidió que fuera a la consulta tres veces a la semana en lugar de una.

Ninguno de ellos sabía (porque entonces nadie lo sabía) que la terapia conversacional y los medicamentos tenían muchas probabilidades de empeorar mis síntomas en vez de aliviarlos.

Y eso fue lo que pasó. Los síntomas empeoraron. Mucho.

Los signos de trauma que yo mostraba eran, capa tras capa, de manual: desde la reciente agresión hasta las relaciones frustradas, sin olvidar los malos tratos y la desatención que sufrí de niña.

Al igual que otras muchas personas con una infancia dura, en general había logrado «sobrellevar» lo que me había pasado y me consideraba «fuerte». Pero el cúmulo de sucesivos traumas hizo añicos la raquítica compartimentación que había utilizado para mantener a raya las heridas de mi niñez. El monstruo se había liberado, y, una vez aparecidos los síntomas del TEPT infantil, ya no pude retenerlos.

¿Qué es el TEPT infantil?

El TEPT infantil es la manera común de referirse al trastorno de estrés postraumático complejo (o TEPT-C), que es un conjunto de síntomas que pueden surgir por la exposición prolongada a situaciones de estrés intenso, generalmente durante la infancia, aunque no siempre. (Lo explicaré más a fondo en el capítulo 1).

Crecí en una familia marcada por el alcoholismo y la adicción, con todos los problemas que ello conlleva: violencia, caos,

pobreza, divorcio, falta de seguridad y supervisión, así como vergüenza..., mucha vergüenza.

Cuando yo tenía nueve años, mi madre se volvió a casar y nos llevó a mis hermanos y a mí a Arizona. Mi padre se quedó en California y, si nuestra furgoneta Volkswagen no estaba averiada, lo visitábamos un par de veces al año. A mis trece años de edad le diagnosticaron ELA; falleció dos años después, en una etapa decisiva para mi desarrollo en la que necesitaba desesperadamente un padre. Al no contar con el consuelo de los adultos, me refugié en los chicos; a menudo salía toda la noche, con la esperanza de que el amor verdadero floreciera de alguna manera en esos burdos acuerdos de amigos con derecho a roce.

Ese patrón de apego apresurado y de aferrarme a las relaciones más allá de su fecha de caducidad me acompañó hasta bien entrada la veintena, junto con la costumbre de exigirme de más, de trabajar y de estresarme en exceso (con la ayuda del café y de muchos cigarrillos) para cumplir con lo necesario y sentirme bien conmigo misma.

En el momento en que empecé a sanar, ya había pasado por once terapeutas diferentes a lo largo de diecisiete años y, por supuesto, había hablado con ellos de mi terrible infancia. Sin embargo, pocas veces habíamos abordado mi comportamiento y el papel que mi ira y mis decisiones impulsivas en el amor desempeñaban en el hecho de que me viese abandonada una y otra vez.

Hice el esfuerzo de hablar abiertamente sobre lo que me pasaba, con la esperanza de que los terapeutas entendieran mi situación y me ayudaran a reconducir mi vida.

Se puede percibir cuando alguien te comprende de verdad: es un alivio que pone en marcha de inmediato el proceso de curación. Y yo lo necesitaba con urgencia, pero nunca lo conseguí en la terapia ni me sentí mejor, ni siquiera un poco. Ahora entiendo el porqué.

Algunas investigaciones sugieren que, en muchas personas con traumas tempranos, la terapia conversacional puede volver a desencadenar los síntomas. Esa ha sido, sin duda, la experiencia de muchos de nosotros, que hemos observado que el mero hecho de hablar de lo sucedido puede detener (o incluso revertir) la curación que ya se estaba produciendo. Como explica el Dr. Bessel van der Kolk en su influyente libro *El cuerpo lleva la cuenta*[1]: «Durante cien años o más, todos los manuales de psicología y de psicoterapia han sugerido que el hecho de hablar sobre los sentimientos angustiantes puede resolverlos. Sin embargo, como hemos visto, la propia experiencia del trauma se entromete en nuestra capacidad de hacerlo. Por mucho conocimiento y comprensión que desarrollemos, el cerebro racional es básicamente incapaz de sacar al cerebro emocional de su realidad hablando».

Aun así, los protocolos de tratamiento habituales aprobados por las aseguradoras suelen restringir a los pacientes a diez sesiones de terapia conversacional; si no mejoras (y si tienes síntomas de trauma, es poco probable que lo hagas), te pondrán medicación.

Hablar sobre el trauma puede ser otro desencadenante que empuja a tu sistema nervioso a desregularse. Las ondas cerebrales y las funciones corporales se desajustan ligeramente y, entre otros síntomas, te sientes distanciado, abrumado en lo emocional e incapaz de procesar información. Por eso, un porcentaje significativo de personas que sufrieron traumas en su infancia no han sacado beneficio de la terapia (si es que han tenido acceso a ella), o al menos no el suficiente.

Para colmo, la medicación prescrita a las personas que han sufrido traumas puede inhibir la capacidad natural de autorregulación, por lo que quedan atrapadas en un bucle de descontrol emocional y falta de concentración, y retornan una y otra vez a recuerdos dolorosos y estados de ánimo negativos (o aplacados por la medicación).

Así que no mejoré. Y cuanto más hablaba sobre lo que me pasaba, peor me sentía. Además, mientras más intentaba calmarme con la medicación recetada, más nerviosa y alterada me ponía.

Durante esos horribles meses posteriores a la agresión, llamaba a mis amigos y hablaba sin parar durante media hora, como si hubiera entrado en trance, hasta que me daba cuenta de que no recordaba con quién estaba hablando. No podía dormir y tenía un miedo constante de perder la razón, de terminar hospitalizada o viviendo en la calle, y sentía que, de conseguir ayuda, esta *ya* no me serviría de nada. Empecé a considerarme incapaz de seguir adelante; acabé por creer que era diferente a los demás y que no tenía solución.

Entonces, por fin, llegó la ayuda.

La Práctica diaria

Lo que Rachel me mostró aquella noche de 1994 —una forma particular de escritura (algo parecido a una oración)*— me trajo un alivio emocional inmediato. Es una manera de sacar a la luz (o de «desahogar» de modo productivo) esos pensamientos temerosos y llenos de resentimiento que circulan por nuestras mentes traumatizadas como hámsteres en una rueda, para luego liberarlos o pedir a Dios que los borre (en función de tus creencias).

_____

* La Práctica diaria no pertenece oficialmente al programa de los doce pasos, pero se basa en algunas de sus prácticas. A principios de los años 90, Sylvia D., una veterana de Alcohólicos Anónimos, enseñó a Rachel la técnica de escritura y le sugirió combinarla con meditación trascendental. Sylvia llamaba a eso «los pasos diarios». Aunque la mayoría de los miembros de AA no trabajan los pasos de esa manera, cientos de personas que llevan mucho tiempo sobrias (sobre todo en EE. UU. y el Reino Unido) sí lo hacen. Las bases de los doce pasos de la Práctica diaria se describen con más detalle en el capítulo 3 y en el apéndice.

Cuando vi el formato por primera vez, me pareció tan sencillo que no abrigué muchas expectativas. Aun así, llegué a casa y escribí durante más de una hora, hasta que me quedé dormida. Al día siguiente, me desperté deseando volver a escribir. La sensación era *increíble*: mis caóticos pensamientos se calmaban casi de inmediato. Luego, siguiendo el consejo de Rachel, aprendí a meditar (según ella, para descansar la mente). Empecé entonces a escribir y a meditar justo después, cada mañana y cada noche.

Al principio seguía deprimida, pero cada vez que escribía y meditaba me invadía una sensación de calma placentera. Muy pronto, la depresión empezó a disminuir y la gente notó el cambio en mí. En cuestión de dos semanas, recuperé por completo la memoria a corto plazo y la concentración mental que había perdido tras la agresión. Además, experimenté un nivel de claridad, estabilidad y optimismo que jamás había conocido. Mi vida dio un giro radical.

Pasé a llamar a estas técnicas (escritura y meditación) mi «Práctica diaria», que hoy en día constituye la base del método de sanación que enseño, ya que ayuda a volver a regular el sistema nervioso y aporta la claridad y el entendimiento necesarios para la curación (aprenderás cómo llevarla a cabo en detalle en el capítulo 3).

Puede que tengas dudas sobre lo que digo, y me parece justo. «Otro rollo más de autoayuda» es o fue lo que pensé cuando Rachel se ofreció a enseñarme el método.

Ya antes había depositado mi fe en libros, gurús espirituales y programas de autoayuda y me había hecho ilusiones. Luego, como siempre, después de intentarlo, quedaba esa sensación de vergüenza que no podía ignorar y a la que seguiría la frustración.

Con la Práctica diaria, nunca me sentí decepcionada. Ahora, treinta años después, las técnicas y principios que adopté desde entonces han demostrado ser sólidos y eficaces.

El inicio de la sanación

Seguí la recomendación de Rachel y empecé a asistir a grupos del programa de doce pasos para familiares de personas con problemas de alcoholismo, mientras continuaba con mi Práctica diaria. Pronto me convertí en mentora de mujeres que me pedían que les enseñase las técnicas. Esto no solo impulsó mi propia recuperación, sino que también fortaleció mi capacidad para hablar en público y apoyar a otros en su proceso de sanación.

Aunque iba recuperándome, algunas conductas disfuncionales persistían. Siempre me sentía desconectada de los demás. La mayor parte del tiempo estaba soltera, aunque de vez en cuando me involucraba en relaciones superficiales e inviables con hombres poco comprometidos o faltos de interés, algo que solo me trajo problemas. Mi primer matrimonio, si bien breve y tormentoso, me bendijo con el nacimiento de mis dos queridos hijos.

El hecho de ser madre divorciada y trabajar por mi cuenta, sin seguridad, para cubrir los gastos me ayudó a ver las cosas en perspectiva: no podía permitir que las relaciones problemáticas siguieran gobernando mi vida. No sabía qué hacer, ni siquiera cómo era en realidad llevar una vida restaurada, pero *tenía* que hallar la manera de alcanzarla.

En el grupo de doce pasos, atribuíamos nuestro malestar al alcoholismo de algún amigo o familiar. En mi caso, eran muchas las personas de mi entorno en esa situación, y claro que eso me había afectado. Sin embargo, buena parte de ellos ya no estaban presentes en mi vida, ya fuera porque habían muerto o porque nos habíamos distanciado, pero mi problema seguía ahí, no se había marchado con ellos.

Busqué la guía de varios mentores de mi ámbito profesional, espiritual y de recuperación. Desde hacía años, sabía de su vasta experiencia en la transformación personal, pero el miedo me hizo desestimarlos como opción, pues tenía la creencia de que serían demasiado rígidos y críticos como para confiarles *mi* proceso.

Entonces, la situación empeoró tanto que me abrí a recibir orientación. Seguí leyendo, ayudando a otros y, lo más importante, asumí la responsabilidad de mis patrones autodestructivos. Sabía que dentro de *mí* había algo que me permitiría sanar por completo si lograba descubrir qué era para poder enfrentarlo. Entonces mi vida comenzó a avanzar de nuevo.

Conocí el término *TEPT complejo* cuando leí el libro *TEPT complejo: de sobrevivir a prosperar,* de Pete Walker, una obra esencial que define el trastorno de estrés postraumático complejo (TEPT-C) en términos claros y comprensibles. Además, con el trabajo de Van der Kolk entendí cómo la desregulación del sistema nervioso está detrás de muchos de los síntomas del TEPT-C.

Trataré este tema más a fondo en los capítulos siguientes, pero a continuación haré un rápido repaso de lo que implica tener TEPT-C. Los traumas tempranos pueden provocar cambios cerebrales en la niñez, e incluso en la edad adulta estas alteraciones pueden afectar a la regulación normal del sistema nervioso en las ondas cerebrales, las emociones, los diferentes sistemas del cuerpo y los procesos cognitivos. Cualquier situación que estrese a una persona que ha sufrido un trauma puede desencadenar una desregulación (en este libro, la palabra *desencadenante* hace referencia a un estímulo que activa la desregulación). Esta desregulación, a su vez, lleva a una desconexión social y a numerosos síntomas y problemas de salud cuya relación con el trauma nos resultaba, hasta entonces, desconocida.

Me di cuenta de que soy propensa a la desregulación al recordar cómo era antes de aprender la Práctica diaria, y cómo

me comportaba cada vez que dejaba de hacerla. Por fin entendí
por qué a veces reaccionaba de forma exagerada en situaciones
de estrés, o perdía la capacidad de seguir una rutina y de coor-
dinar movimientos finos cuando aparecían nuevos traumas en
mi vida (aunque fueran pequeños). Finalmente, pude ponerle
nombre, y vi que no solo me afectaba a mí.

La mayoría de las personas que han vivido una infancia
con estrés crónico son propensas a la desregulación. En mi
caso, esto había generado toda una serie de síntomas «derivados» del trauma que, hasta entonces, había interpretado como
defectos personales. Pensaba que era ruin, perezosa, imprudente o que estaba demasiado rota para rehacer mi vida. Pero me
equivocaba (bueno, solo en parte): lo que tenía era un TEPT-C.

Comprendí que todo lo que había hecho en terapia (cen-
trarme en los demás y en lo que había pasado) carecía de sentido en mi caso. Mi verdadero problema —y la oportunidad
de sanar— se encontraba dentro de *mí, aquí y ahora*.

Por fin tenía el remedio en mis manos: la Práctica diaria
para regular mi sistema nervioso y poder sanar, además de la
voluntad de transformar las conductas traumáticas que, hasta
ese momento, me habían arrastrado *una y otra vez* a la desregulación.

Estaba impaciente por compartir la noticia con todas las
personas afectadas que conocía: «¡Se llama desregulación! ¡Es
una lesión neurológica! ¡No es culpa nuestra!».

Te cuento esto con tanto detalle porque quiero que lo
tengas tan claro como yo ahora: muchas de tus batallas no son
más que síntomas normales en gente que ha crecido sufriendo
malos tratos y negligencia. No es de *extrañar* que te cueste
trabajo hacer cosas tan sencillas como prestar atención, llegar
a tiempo o sentirte a gusto en un grupo de personas. No es
de extrañar que, con tu historia familiar y con todo lo que tus
padres no supieron enseñarte, hayas tenido tantas dificultades.

Cuando por fin descubrí que tenía TEPT-C, estaba de pie en mi dormitorio, con el libro de Pete Walker en las manos. Salí gritando de la habitación, llamando a mi marido (mi *actual* marido, que es maravilloso), riendo y llorando al mismo tiempo. La vergüenza que había cargado toda mi vida se me desprendió de los hombros como un pesado manto.

Las técnicas por sí solas me habían ayudado a dominar la re-regulación. Una vez que conocí la naturaleza del TEPT complejo, enseguida pude incorporar los pasos y principios que me permitieron transformar los patrones de conducta que aún me frenaban.

El nacimiento de The Crappy Childhood Fairy

El método que enseño para sanar los síntomas del trauma se fue gestando a lo largo de treinta años, y sigo perfeccionándolo a día de hoy. Primero sané mis propias heridas y luego compartí lo aprendido con otras personas, tanto de manera individual como en reuniones en casa. En 2016, tuve tantas peticiones para enseñar el método que, en el afán por ser más eficiente, lancé el blog *The Crappy Childhood Fairy* (El hada de las infancias difíciles) para poder escribir las instrucciones y compartir un enlace con cualquiera que solicitara mi ayuda. Me seguían lloviendo peticiones y preguntas, así que grabé para el blog un vídeo en el que mostraba la técnica en detalle y lo colgué en YouTube. Subí más entradas y vídeos para enseñar la secuencia de pasos a medida que se ampliaba mi método de curación. Para mi sorpresa, los vídeos pronto eclipsaron al blog en número de suscriptores y atrajeron a visitantes de todo el mundo. Poco después convertí la Práctica diaria en un taller en línea; luego creé más cursos y un programa de afiliación, y con el tiempo contraté a un equipo para que me ayudara a gestionarlo todo.

Hasta que estalló la pandemia en 2020, hice todo esto en mi tiempo «libre». Cuando se decretó el confinamiento, dejé mi trabajo (en ese momento tenía una empresa de producción de vídeos corporativos) y empecé a dedicarme a tiempo completo a «El hada». Grabé vídeos para YouTube y creé cursos, seminarios web y programas de *coaching*, y más tarde talleres en directo, retiros y un pódcast.

Hoy llego a millones de personas con un mensaje de aliento y un camino práctico de sanación muy accesible para todo el mundo, tanto si puede recurrir a ayuda profesional como si no.

Mi misión es transformar el paradigma de la sanación del trauma. Con esto me refiero a alejarnos de la idea de que los expertos tienen todas las respuestas y de que dependemos de *ellos* en todo momento, para, en su lugar, dirigirnos hacia el entendimiento de que eres *tú* quien tiene el control sobre tu propio proceso de sanación. Con esto quiero decir que eres el dueño de tu destino y de las decisiones que te llevan hacia él. Serás *tú* quien identifique tus síntomas, busque el consejo de expertos (si así lo deseas) y trabaje día a día, en todo momento, para transformar tu vida. Creo que este enfoque es más positivo y empoderador para la sanación.

Si los tratamientos que has probado hasta ahora no han tenido buenos resultados, no te rindas, porque lo que voy a mostrarte es un *nuevo* enfoque que puede *ayudarte*. Si eres capaz de calmar aunque solo sea uno o dos síntomas del trauma, eso podría bastar para evitar algunos de los problemas que antes descarrilaban tu vida y conseguir darle un giro positivo a todo.

Mi propósito consiste en compartir una visión más amplia de lo que las personas como tú y yo somos capaces de lograr, y ayudar a la mayor cantidad de gente posible a sanar y vivir con alegría y propósito. Sanar del trauma es la transformación más profunda que podemos experimentar, y es el camino que nos capacita para influir de verdad en el mundo.

Te invito a abrir tu mente a la posibilidad de una recuperación más rápida y completa de lo que pensabas. No te sientas impotente ante el cambio, pues tienes el poder de la *autosanación*. En este libro, te enseñaré cómo activarlo.

Los capítulos están dispuestos en la secuencia necesaria para que te resulte sencillo aprender e integrar cada paso del método. Dado que cada lección refuerza tu capacidad para realizar el trabajo del capítulo *siguiente*, te recomiendo que avances en orden. También encontrarás en los capítulos listas de control, preguntas, hojas de trabajo y tareas que te ayudarán a implementar las lecciones en tu vida diaria.

En primer lugar, aprenderás los conceptos básicos sobre el TEPT complejo y te iré aclarando las formas en que tu trauma te afectó y lo sigue haciendo. Asimismo, comprenderás por qué escribir sobre los pensamientos negativos en la Práctica diaria (que veremos en el capítulo 3) puede ser más útil que hablar sobre ellos.

Arrojaré luz sobre algunos tratamientos comunes que puede que hayas probado (o que te plantees probar), incluidas las modalidades tradicionales, cognitivas y corporales, y en qué se parecen o se diferencian del método que aprenderás en este libro.

Te explicaré en qué consiste la desregulación del sistema nervioso: qué sensaciones produce, qué la desencadena y cómo volver a re-regularte lo antes posible. También repasaremos algunas manifestaciones comunes de la desregulación *emocional* que, si no se tratan, pueden echar por tierra tus relaciones. Para ello, aprenderás a controlar las reacciones exageradas y a reparar los conflictos.

Reconocerás el papel que ha desempeñado la desregulación en el hecho de haberte sentido desconectado de los demás durante gran parte de tu vida. Aprenderás a reconstruir tu capacidad para establecer las relaciones cercanas y satisfactorias que mereces. La desregulación impulsa las conductas autodestructivas que son comunes en las personas traumatizadas, así que también conocerás el proceso para corregirlas.

Por último, descubrirás los dones únicos que te permitirán alcanzar la plenitud y autenticidad de tu ser. Porque, al fin y al cabo, este es el principal propósito de la sanación.

¿Qué se necesita para seguir este método?

- UN DIARIO: una libreta resistente o encuadernada que guardarás junto con este libro, para tomar notas sobre lo que estás aprendiendo y lo que decides incorporar en tu proceso de sanación. Procura que sea privado. En él responderás a las preguntas para el diario que encontrarás a lo largo de cada capítulo del libro, que te animarán a reflexionar sobre los aprendizajes y a integrarlos en tu vida cotidiana
- UN BLOC DE NOTAS: lo usarás para aplicar la técnica de escritura de la Práctica diaria dos veces al día. Después de cada sesión de escritura, arranca las hojas y tíralas. No hace falta que el papel sea bonito, ya que no lo volverás a leer.
- UN BOLÍGRAFO O UN LÁPIZ.

Tienes a tu disposición recursos en línea que puedes utilizar, descargar e imprimir si quieres, para reforzar tu trabajo con el libro. Visita **re-regulated.com**.

Como cualquier otra persona, necesitas y mereces sentirte más feliz y despojarte de tu viejo manto de vergüenza y pesimismo. Tu verdadera felicidad está esperando a que des un paso al frente y te conviertas en lo que estás destinado a ser, para compartir todo eso que albergas con un mundo que te necesita de manera urgente.

Puede que todavía no sepas cómo vas a sanar, pero no te hace falta saberlo. Basta con que empieces. Vengo a decirte con total convencimiento que **la curación es posible**.

¡Comencemos!

CAPÍTULO 1

La verdad
sobre el trauma infantil

A ESTAS ALTURAS, confío en que ya sientas una chispa de *esperanza* y emoción por iniciar este camino. Sanar es posible, de verdad, no importa lo que hayas intentado o las decepciones que te hayas llevado en el pasado. El avance llega cuando comprendes lo que es el TEPT complejo y el papel que desempeña la desregulación en sus múltiples síntomas.

Es probable que sospeches, o que ya *sepas*, que los acontecimientos traumáticos que viviste en tu infancia siguen teniendo un impacto negativo en ti. Tal vez te cuestiones qué es meramente parte de tu personalidad y qué puede considerarse un auténtico TEPT-C.

Hay una gran cantidad de pruebas que demuestran que el trauma temprano, sobre todo el maltrato y la negligencia, deja secuelas permanentes. Sin embargo, en la literatura clínica no se establece un conjunto claro de síntomas, y aún no se han adoptado ampliamente protocolos de detección o tratamiento. Por lo tanto, aunque se estima que cientos de millones de personas en todo el mundo padecen TEPT-C, a la mayoría de nosotros nunca se nos ha diagnosticado de manera oficial. En este capítulo, expondré algunos de los síntomas más comunes del TEPT-C y lo que sabemos sobre ellos. Tendré que ponerme un poco técnica para explicar la ciencia del trauma, pero es para que puedas comprender, en tu mente y en tu corazón, que los síntomas que has experimentado son normales y no son tu culpa.

¿Por qué no se diagnostica a más gente?

El TEPT-C aún no está reconocido como diagnóstico en el *Manual diagnóstico y estadístico de los trastornos mentales* (DSM) que se utiliza en Estados Unidos, pero se ha incorporado recientemente en la última edición de la Clasificación Internacional de Enfermedades (CIE-11) de la Organización Mundial de la Salud, lo que ha generado un creciente interés por avanzar en la comprensión de sus causas, síntomas y tratamientos.

Según los Institutos Nacionales de Salud (NIH), el TEPT-C afecta a entre el uno y el ocho por ciento de la población mundial[1]. Esta amplia variación refleja criterios diagnósticos inconsistentes y sistemas deficientes para la evaluación de los pacientes. Pocos especialistas tienen el conocimiento necesario para identificar los síntomas del TEPT-C, y menos aún para tratar a las personas que encajan en el diagnóstico.

Por si fuera poco, los especialistas y expertos no coinciden (o malinterpretan) las diferencias entre el TEPT-C y el TEPT «convencional», lo que da lugar a diagnósticos erróneos, como minimizar los síntomas y atribuirlos a un simple estrés o a que «todo está en tu cabeza». Esto es algo bastante común.

Aunque estos especialistas estén familiarizados con el TEPT-C, muchos no tienen una idea clara de los criterios diagnósticos que lo diferencian de otros trastornos, como el de la personalidad límite, el TDAH, la ansiedad o la depresión, que comparten algunos síntomas con el TEPT-C, pero no son lo mismo.

Un estudio de 2019 demostró que las creencias de los profesionales sobre lo que significa cada diagnóstico y cómo debe tratarse varían *tanto* que casi carecen de sentido[2]. Además, la mayoría oculta el papel del trauma en el origen de esos síntomas. Aun así, esto no tiene que detenernos en el camino hacia la recuperación. No necesitamos la validación de especialistas para empezar a reconocer nuestros problemas y transformar nuestras vidas. El método de sanación que aprenderás en este libro puede ayudarte tanto si tienes un diagnóstico como si no y con ayuda profesional o sin ella. Mi enfoque pone menos énfasis en las *causas* de tu trauma (el daño que sufriste en el pasado) y más en los *síntomas* que te están afectando ahora. Cuando aprendes a identificar y manejar esas señales, puedes lograr un cambio real y vivir una vida más feliz, estable y conectada con los demás.

¿Cuál es la diferencia entre eL TEPT, el TEPT complejo (TEPT-C) y el TEPT infantil?

El TEPT, o trastorno de estrés postraumático, es un diagnóstico clínico que suele aplicarse en los casos de personas que han pasado por un evento traumático en la edad adulta, como combatir en una batalla o sufrir un accidente automovilístico. Pueden presentar síntomas como *flashbacks*, ansiedad, depresión, hipervigilancia (estar siempre pendiente del peligro), insomnio, aislamiento o, en ocasiones, estallidos emocionales.

Otro segundo tipo de TEPT es el TEPT complejo (abreviado como TEPT-C), que está causado por la exposición crónica y continuada a traumas emocionales o físicos, como vivir una guerra prolongada, estar en una relación violenta o crecer en una situación de abandono, maltrato u otro tipo de estrés intenso.

El TEPT-C puede originarse como respuesta a un trauma en etapas posteriores de la vida, aunque la mayoría de las personas que lo padecen lo desarrollaron en la infancia. En muchos aspectos, los síntomas son similares a los del TEPT, pero pueden implicar otras lesiones en la regulación del sistema nervioso y emocional, el sentido de la identidad y la capacidad para establecer y mantener relaciones.

Lo que enseño puede serte útil sin importar cuándo experimentaste el trauma. Sin embargo, el trauma temprano tiene una capacidad particular para afectar al desarrollo del cerebro y el sistema nervioso, lo que lo diferencia un poco del TEPT-C, que surge en la adultez, y es ahí donde centro mi labor.

A veces leerás tanto «TEPT-C» (donde la C significa 'complejo') como «TEPT infantil», que es una expresión habitual para referirse al tipo de TEPT-C que se desarrolló durante la infancia. Son términos imprecisos, pero confío en que, a medida que vayas aprendiendo, los apliques con total libertad a los casos que consideres oportunos.

¿Tienes TEPT infantil? He aquí algunos síntomas

Las personas que sufrieron maltrato o negligencia en la infancia suelen manifestar un patrón común de síntomas; sin embargo, eso *no siempre* indica que se haya originado un trauma. Además, cada persona puede presentar pequeñas particularidades.

Esta lista de preguntas no pretende darte un diagnóstico, pero te ayudará a reconocer síntomas «palpables» (los que puedes ver y sentir). Si encuentras que varios de ellos forman parte de tu día a día, es probable que un trauma del pasado sea la causa.

Tanto si tienes claro el *motivo* de tus síntomas como si no, puedes reconocerlos y empezar a trabajarlos desde ya; en los siguientes capítulos te explicaré cómo hacerlo.

A medida que vayas leyendo estas preguntas, anota cuántos de los síntomas descritos has notado en ti. No hay respuestas correctas ni incorrectas.

- ¿Has padecido depresión, ansiedad u otros trastornos de salud mental?
- ¿Te cuesta poner límites o decir que no?
- ¿Te sientes desconectado, de manera inexplicable, de otras personas o grupos?
- ¿Las emociones intensas o los arrebatos, sin venir a cuento, de tristeza, celos, pánico o ira han perjudicado tus relaciones o tu carrera?
- ¿El miedo a la soledad te obliga a quedarte en relaciones que no soportas?
- ¿Sueles tener más conflictos de lo normal con tu pareja, familiares, amigos o compañeros de trabajo?
- ¿Te resulta tan difícil lidiar con ciertas personas que acabas evitando los encuentros sociales?
- ¿Sientes que tiendes a «atraer» a personas no disponibles emocionalmente, destructivas o abusivas?
- ¿Tienes una relación adictiva con el tabaco, la comida, el alcohol o las drogas?
- ¿Te cuesta lidiar con el desorden en tu entorno?
- ¿Tiendes a ausentarte mentalmente sin motivo aparente y esto afecta a tu productividad y concentración?
- ¿Te sientes torpe en algunos momentos, te tropiezas con las cosas o se te caen?
- Cuando intentas hacer algo cotidiano (sobre todo si tienes prisa o estás bajo presión), ¿te agobias tanto que no logras hacerlo bien?
- ¿Vives con una sensación de angustia constante por todo lo que tienes que hacer?
- ¿Te cuesta cumplir con tus tareas y se te acumulan responsabilidades, pagos o conversaciones importantes?
- ¿Tienes problemas de salud inexplicables que parecen no tener una causa clara?

PARA TU DIARIO
• • • • • • • • • • • • •

A continuación, te dejo algunas preguntas para que las respondas en tu diario (a lo largo del libro encontrarás más sugerencias como esta). Las preguntas te servirán para reconocer de qué forma te ha impactado el trauma del pasado y para planificar los siguientes pasos de tu sanación. Recuerda que tu diario debe ser privado, un espacio seguro donde puedas escribir tus pensamientos y experiencias.

- ¿Cuántos de los síntomas mencionados has experimentado?
- ¿Cuáles han tenido mayor impacto en tu vida?
- ¿Hay algunos que no supieras que estaban relacionados con el trauma?

¿Qué significan las respuestas afirmativas?

Todos los síntomas de la lista son habituales en las personas que sufrieron maltrato y negligencia en la infancia. Comprenden problemas emocionales, de conducta y afectivos, así como en el rendimiento cognitivo y fisiológico. Si sufriste algún trauma en tu infancia y has respondido con un «sí» a muchas de las preguntas de este cuestionario, quiero que sepas que no estás roto. *Estos síntomas son una respuesta normal a experiencias y circunstancias anormales durante la niñez.*

Lo segundo que debes tener claro es que tú no eres el causante de estos síntomas. Quizá te hayas culpado a ti mismo y te hayas tachado de vago, tonto, necesitado, egoísta o loco (o puede que otras personas te hayan llamado así), pero los traumas pueden provocar estos síntomas en casi cualquier persona, incluso en los animales. (¿Te has encontrado alguna vez con un perro de un refugio que había sido abandonado o maltratado, que temblaba y se encogía, incluso cuando alguien amable intentaba ayudarlo? Nunca se te ocurriría culpar al perro). Del mismo modo, tú no tienes la culpa. Tú no pediste que te abandonaran o te maltrataran y, desde luego, no te lo merecías.

Es instintivo pensar (como lo hemos hecho muchos de nosotros) que *alguien* debería arreglar lo sucedido, que se puede y se debe reparar. Sin embargo, es poco frecuente que los padres o quienes nos traumatizaron reconozcan lo que hicieron, y mucho menos que traten de enmendar el daño causado. Si (hipotéticamente) lo hicieran, tu relación podría mejorar, lo cual sería positivo, pero el daño neurológico causado por el trauma original ya está hecho. Esto significa que tus síntomas tenderán a persistir, sin importar lo que hagan los demás.

Lo que cambia las cosas es *lo que tú haces*. Puedes leer estudios científicos y hablar con especialistas en trauma, pero eres *tú* quien se va a sanar. Te insto a que no esperes a saber qué ocurrió exactamente en el pasado o a encontrar al terapeuta perfecto y que te den un diagnóstico. En lugar de eso, puedes usar este libro para ampliar tus conocimientos sobre el trauma infantil, identificar cómo te ha afectado y comenzar tu proceso de sanación.

No te desanimes por el hecho de que tus esfuerzos anteriores no te hayan dado resultado. Todo lo que ya has probado cuenta como dato, como parte de tu aprendizaje. Sin embargo, esto es distinto.

Voy a mostrarte un enfoque *novedoso*. Si sigues mis indicaciones, puede que algunos de tus síntomas se resuelvan de manera rápida y sencilla, mientras que otros requerirán tiempo y práctica. Ahora pregúntate esto: si pudieras sanar solo la mitad de tus síntomas —o incluso si solo pudieras curarlos *a medias*—, ¿crees que eso cambiaría tu vida?

Me atrevo a decir que una mejora del cincuenta por ciento en uno solo de tus síntomas podría generar una transformación en los demás, así como en todas las áreas de tu vida.

¿Por qué estos síntomas no son más conocidos?

Muchos profesionales de la medicina y la salud mental han recibido la formación que les capacita para afirmar que su trabajo está «orientado al trauma»; por desgracia, esto puede significar cualquier cosa, desde asistir a un curso de dos horas a estudiar un programa de certificación de dos años, y, aun así, hay poco consenso sobre lo que realmente ayuda a las personas.

La mayoría de los protocolos de tratamiento siguen organizados en torno a unas cuantas ideas anticuadas que han dominado la forma de ver el trauma infantil durante décadas. Sin embargo, resulta (y esto es una buena noticia) que no son del todo ciertas.

Es una buena noticia porque explica por qué muchos de nosotros (yo incluida) pasamos años de nuestras vidas tratando de recibir ayuda para curar los síntomas del trauma y logramos muy poca o ninguna mejoría. No fue un fracaso nuestro, sino que los profesionales aún no sabían del TEPT infantil.

Quizá lo intentaste con terapia, medicación o grupos de apoyo, métodos que parecieron ayudar mucho a otros, pero que *a ti* no te resultaron útiles, al menos no del todo.

Resulta que el papel del sistema nervioso es la *gran* pieza que falta en el tratamiento convencional del trauma, y esta podría ser la razón por la que te sentías como si estuvieras atascado en una cinta de curación, sin llegar a ninguna parte. Conocer la verdad liberará tu comprensión y puede que te salve la vida.

No está solo en tu cabeza:
lo que los expertos pasaron por alto

Hasta hace poco, los profesionales de la medicina y la salud mental creían que el impacto de los traumas tempranos en los adultos era esencialmente *psicológico* y afectaba a los pensamientos, los sentimientos y el comportamiento. Ahora sabemos que gran parte de sus consecuencias son también *neurológicas*. El trauma infantil puede dañar el desarrollo del cerebro y del sistema nervioso, lo que provoca importantes trastornos en la función cognitiva y fisiológica, que a su vez pueden influir en todos los aspectos de la mente, las emociones, el cuerpo y las decisiones que tomamos en la vida.

Esta es una perspectiva totalmente diferente a lo que se creía en el pasado, y conlleva importantes implicaciones para los síntomas y su tratamiento. También nos ayuda a entender por qué tantos de nosotros no hemos respondido a los tratamientos enfocados en lo psicológico, y por qué, pese a querer ser felices, seguimos cayendo en patrones disfuncionales y conductas autodestructivas. Desde el punto de vista psicológico, parece una *elección*, aunque sea inconsciente.

Por ejemplo, si has seguido un patrón de relaciones insatisfactorias con personas emocionalmente inaccesibles, es posible que los expertos te hayan dicho: «Estás intentando recrear tu infancia». La verdad es que me avergonzaba por no comprender cómo podía ser cierto esto, cuando lo único que yo quería, como cualquier otra persona, era ser feliz y sentirme amada. A pesar de ello, fingía y me conformaba, con la esperanza de que admitir un deseo tan feo me ayudara a encontrar el camino hacia la sanación.

Nunca funcionó, porque no era verdad. Hoy sabemos que hay muchas maneras en que el trauma pasado nos lleva a repetir ciclos destructivos, pero el *deseo* de recrear una infancia terrible no es una de ellas.

Repito, el culpable es el sistema nervioso, y en los próximos capítulos explicaré cómo funciona. No estás «intentando» tener una mala relación, como tampoco has decidido tener una migraña. Las relaciones disfuncionales y las migrañas (aunque pueden ocurrirle a cualquiera) son parte del patrón sintomático del TEPT-C, y ambas están influenciadas, a veces incluso impulsadas, por las irregularidades del sistema nervioso asociadas al trauma.

Por supuesto que los traumas tempranos nos afectan psicológicamente, pero la raíz de nuestros síntomas traumáticos persistentes es neurológica. Como afirmó Bessel van der Kolk: «No está en tu cabeza. *Está en tu cerebro*».

Ahora bien, ¿cómo lo sabemos?

Un gran avance

Los efectos a largo plazo del trauma infantil empezaron a ganar visibilidad a mediados de los años noventa, con un importante proyecto de investigación conocido como el estudio ACE. Se ha convertido en un método aceptado (aunque imperfecto) para medir el alcance de los traumas tempranos de una persona y predecir cómo pueden afectarle a lo largo de su vida.

El estudio ACE se inició cuando el Dr. Vincent Felitti, de Kaiser Permanente, y el Dr. Robert Anda, de los Centros para el Control y la Prevención de Enfermedades de EE. UU., entrevistaron a cientos de participantes sobre su historial de lo que llamaron «experiencias adversas en la infancia». Elaboraron una encuesta con diez preguntas sobre situaciones difíciles que podrían vivirse durante la niñez. Se obtiene un punto por cada respuesta afirmativa, por lo que la puntuación estaría entre cero y diez.

Las preguntas están relacionadas con el maltrato físico, el abuso sexual, el maltrato psicológico, la negligencia física, la negligencia psíquica, ser testigo de un trato violento hacia la madre, el consumo de drogas en el hogar, las enfermedades mentales, la separación o el divorcio de los progenitores y el encarcelamiento de un miembro de la familia. Claro que hay otras muchas experiencias que podrían incluirse, como presenciar un abuso hacia tu padre, la muerte de uno de tus progenitores, la pobreza extrema, vivir como refugiado o ser víctima de racismo, acoso o exclusión. Tenlo en cuenta si decides realizar el test, que puedes encontrar en **re-regulated.com**.

Los investigadores concluyeron que, cuanto más alta sea tu puntuación en el ACE, mayor es la probabilidad de que enfrentes ciertos problemas en la vida. Entre ellos, figuran algunos que pueden parecer de sentido común, como la depresión, la ansiedad, las adicciones y las relaciones problemáticas. Pero el estudio también arrojó algunas sorpresas: demostró de manera clara que el trauma temprano está estrechamente relacionado con una mayor incidencia de enfermedades crónicas graves y trastornos inducidos por el estrés.

Es importante recordar que estos síntomas reflejan una elevada *probabilidad* de riesgo de que los experimentes, pero no lo garantizan. El trabajo de sanación que estás haciendo ahora, y el que realizarás a lo largo de este libro, son pasos constructivos que pueden disminuir esa predisposición al calmar la desregulación.

Problemas fisiológicos asociados a una puntuación ACE elevada

- Migrañas.
- Trastornos gastrointestinales, como el síndrome del intestino irritable.

- Aumento de patologías reproductivas como endometriosis, enfermedad inflamatoria pélvica.
- Obesidad.
- Enfermedades metabólicas y diabetes.
- Cardiopatías.
- Cáncer.
- Enfermedad pulmonar crónica.
- Hipertensión y accidentes cerebrovasculares.
- Enfermedades autoinmunes como trastornos tiroideos, esclerosis múltiple, artritis reumatoide, fatiga crónica, lupus, vitíligo.
- Aumento de las infecciones.
- Fibromialgia y dolor crónico.

Los resultados de estos hallazgos tienen un impacto *enorme*, ya que demuestran que el trauma genera consecuencias mucho más profundas que simples heridas psicológicas. Desde que se publicó por primera vez el estudio ACE, los investigadores han identificado una variedad aún mayor de problemas (físicos, cognitivos, conductuales y psicológicos) causados o agravados por los traumas. Solo hay algo que pueda afectar a tantas funciones fisiológicas: el sistema nervioso.

Muchos profesionales de la medicina y la salud mental conocen y admiten el papel del trauma y su impacto en el sistema nervioso como factores importantes de muchos (si no de la mayoría) de los problemas de salud física y mental, pero puede que pasen décadas hasta que integren por completo estos conocimientos en su forma de asistir a los pacientes. Lo que sí podemos hacer ahora quienes padecemos TEPT-C es detectar los síntomas derivados de nuestras propias heridas traumáticas y ponernos manos a la obra —por nuestra cuenta o con la ayuda de compañeros y profesionales— para curarlos.

El primer paso de nuestro trabajo es comprender la diversidad de problemas que se asocian con un historial de trauma infantil.

Las heridas persistentes del TEPT infantil

Los síntomas del trauma son como los tentáculos de un pulpo: se extienden a distintas áreas de tu vida, aunque tienen su origen en una única herida central. A continuación, enumeraré algunos de los patrones sintomáticos asociados con el maltrato y la negligencia en la infancia. Es posible que presentes algunos de ellos, pero no todos.

La mayoría de los síntomas no están relacionados de forma exclusiva con el trauma; le *pueden* ocurrir a cualquiera. Sin embargo hay cuatro marcadores inconfundibles que yo llamo «distintivos» porque son muy frecuentes en las personas que han sufrido un trauma. Son potencialmente perjudiciales y la mayoría de los demás síntomas traumáticos comienzan con uno de ellos. Se trata de la desregulación del sistema nervioso, el diálogo interno negativo, la desregulación emocional y los *flashbacks* emocionales.

Los cuatro síntomas distintivos del TEPT-C

La desregulación del sistema nervioso

Como la desregulación del sistema nervioso es el *núcleo* que alimenta la mayoría de los síntomas del TEPT-C, es fundamental abordarla antes que nada. La *desregulación del sistema nervioso* puede desestabilizar muchas funciones normales (por ejemplo, las ondas cerebrales, los latidos del corazón, las secreciones hormonales e incluso los procesos de pensamiento), altera ligeramente su ritmo normal y tiene consecuencias más profundas de lo esperado.

Todos pasamos por momentos de desregulación alguna vez, y al final la mayoría logra recuperar el equilibrio. Con el TEPT infantil, sin embargo, podemos desregularnos con mayor facilidad y permanecer en ese estado durante más tiempo. Estos largos períodos en los que estamos desregulados es cuando muchos de nuestros otros síntomas —físicos, emocionales y conductuales— echan raíces.

La desregulación se activa con un *desencadenante*: un pensamiento, un recuerdo o una experiencia (como recibir una crítica) que afecta al sistema nervioso y genera una respuesta «desincronizada». Algunos aspectos de la desregulación pueden ser perceptibles, como las emociones demasiado intensas, el entumecimiento de la cara o las manos o la sensación de nerviosismo o distracción.

La desregulación también suele ser la causa de síntomas menos evidentes, por ejemplo cuando te cuesta articular palabras, recordar o concentrarte en las tareas. Se activa cuando nos enfrentamos a factores estresantes y crisis, y puede impedirnos ver las señales de alarma o impulsarnos a cometer los mismos errores una y otra vez. En el momento en que necesitas actuar, puede crear una especie de caos mental o sumirte en un estado de parálisis.

También se cree que es el mecanismo mediante el cual los traumas del pasado alteran procesos fisiológicos importantes, lo que provoca un debilitamiento del sistema inmunológico y enfermedades o dolores crónicos, a menudo sin una causa orgánica aparente.

Tanto si la desregulación te hunde el ánimo, te hace enfermar, te atrapa en una neblina mental o te provoca demasiados desencadenantes durante las interacciones sociales, es la base de prácticamente todos los demás síntomas traumáticos.

Muchas personas, entre ellas algunos médicos y profesionales de la salud mental, no conocen la desregulación (en concreto, sus manifestaciones neurológicas). Es posible que lleves años tratando de aplicar métodos curativos *mientras* estás desregulado, y esta es una de las principales razones por las que no has logrado muchos avances. En el capítulo 4 profundizaremos en el funcionamiento de la desregulación del sistema nervioso, y en el capítulo 5, en los factores desencadenantes.

El diálogo interno negativo

Todos practicamos el diálogo interno negativo en cierta medida, pero la lesión neurológica del TEPT-C puede dificultar el procesamiento de pensamientos, emociones y recuerdos, lo que provoca que el ruido mental se atasque y tienda a volverse negativo. Estos pensamientos, que suelen girar en torno a la ira y la ansiedad, pueden destruir tu capacidad de concentración, distorsionar tu percepción e impedirte estar presente en el plano emocional para mantener relaciones sanas con las personas. En lugar de despertarte con energía y con ganas de afrontar la jornada, puede que te des cuenta de que tu discurso negativo te inunda la cabeza con pensamientos de ansiedad y rabia que empiezan de inmediato a perturbar tu forma de pensar.

Por esta razón la Práctica diaria es una parte tan importante de mi método de sanación, pues el diálogo mental negativo limita tu autoconocimiento y bloquea tu capacidad para pensar con claridad. Antes de empezar a escribir cada mañana, mis pensamientos van más o menos así: «Madre mía. ¿Ya es de día? ¡Uf! Me duele todo y tengo calor. Estaré espantosa. No quiero levantarme. ¿Dónde está el gato? Ah, ahí está. ¿Qué habrá sido de aquellas dos mujeres con las que almorzaba los miércoles? Me odian. Vaya, me he sentado sobre el lápiz. Bueno, nunca me cayeron bien en realidad. Vaya par de engreídas... ¿Qué es ese ruido? Ah, es el gato, que habrá saltado de la cama. A esas solo les van los cotilleos. ¿Por qué me esforcé tanto en caerles bien? Siempre lo hago. ¿Dónde está mi zapatilla?». (Y así todo el rato).

La Práctica diaria es un sistema que desplaza esos pensamientos negativos no procesados «río abajo» y te deja un poco de espacio mental y emocional en tu interior para responder a las exigencias del momento presente. Aprenderás cómo hacer la Práctica diaria en el capítulo 3.

La desregulación emocional

Impulsadas por una compleja interacción entre la amígdala, el hipocampo, el hipotálamo y el córtex prefrontal, las respuestas emocionales de tu cerebro pueden pasar de ser *demasiado* intensas a casi inexistentes sin que *notes* nada raro.

En algunas personas, la desregulación emocional siempre está presente. En otras, es una reacción a desencadenantes específicos, como el abandono, sentirse atrapados, recibir críticas o ser excluidos. Puede que te llenes de rabia, te paralices de miedo, llores sin control por algo insignificante o incluso todo a la vez. A menudo, estas explosiones de desregulación van seguidas de un período de apatía emocional, en el que tu sistema se sobrecarga y caes en una disociación sin emociones.

Con el TEPT-C, la reacción puede ser tan fuerte y tan física que, en los momentos previos a un estallido emocional, casi se pueden sentir las hormonas del estrés recorriendo el cuerpo. Estos estados emocionales extremos pueden resultar devastadores para la relación con la pareja, los amigos, los familiares y los compañeros de trabajo. A muchas personas con TEPT-C les acaba afectando a todo.

En el capítulo 6 aprenderás a detectar la desregulación emocional y a detener cualquier comportamiento perjudicial mientras te *re-regulas*, para estar en condiciones de reparar y reanudar la comunicación que intentabas mantener.

Flashbacks *emocionales*

Un fenómeno que caracteriza de forma especial al TEPT-C son los *flashbacks* emocionales, un término acuñado por el terapeuta y escritor Pete Walker. Es un alivio poder ponerle nombre a esa oleada de emociones intensas que surge de repente en momentos inoportunos y que saca a flote tus peores conductas impulsadas por el trauma. Aunque a menudo da la sensación de que los acontecimientos o las personas han desencadenado esos sentimientos desagradables, un *flashback* emocional es una reviviscencia no visual de experiencias traumáticas vividas en la infancia que no guarda relación con acontecimientos actuales.

Una persona con TEPT-C puede verse inundada (así se llama: *inundación*) por una avalancha de dolor, pánico y rabia, o por todos esos sentimientos a la vez. Esto puede suceder al despertar (como a veces me ocurre a mí) o cuando algo te altera; también puede producirse en respuesta a un desencadenante positivo, como recibir un regalo. No revives de forma consciente una experiencia de la infancia; sabes que estás aquí en tiempo presente, sin embargo, las emociones no lo entienden y reaccionas como lo hiciste durante el trauma anterior, sobre todo si ocurrió antes de que pudieras hablar o formar recuerdos conscientes.

A veces, estas reviviscencias parecen ser estados de mal humor que surgen de la nada o una simple desregulación emocional. En cambio, los *flashbacks* emocionales son más específicos, te absorben en una vieja respuesta a una experiencia que ya no está sucediendo. Los *flashbacks* pueden alterar la percepción que tienes sobre en quién puedes confiar y quién es el culpable de tu dolor. Pueden llevarte a decir cosas hirientes y a actuar de manera impulsiva, así que se dañan relaciones y se desperdician oportunidades. Por eso, si aprendes a frenarlos, puedes evitar grandes males que, de otro modo, habrías causado.

Los *flashbacks* suelen tener un tema, y, cuando identificas el o los tuyos, es más fácil reconocerlos *mientras* los estás atravesando.

Mi tema es «Tengo que encargarme de *todo*». Es probable que esto venga del abandono y de tener que hacerlo todo por mí misma cuando era pequeña, aunque no es esto lo que pienso durante un *flashback*. En mi cabeza, mi mal humor es el resultado de lo que la gente de mi *presente* me está haciendo. Incluso si hay algo de verdad en lo que me preocupa, la sensación de agobio y desesperación (y la mirada de sorpresa de los demás ante la intensidad de mi reacción) es la forma en que sé que se está produciendo un *flashback*. Reconocerlo ya es tener la mitad de la batalla ganada.

Un tipo de *flashback* que resulta bastante doloroso es el llamado *cóctel de abandono* (también acuñado por Pete Walker). Es común en personas que sufrieron negligencia emocional o física —o que fueron abandonadas en sentido literal— durante la infancia. Esta reacción, desencadenada por el rechazo, una ruptura o incluso la idea de que un ser querido podría estar alejándose, conlleva una mezcla tóxica de rabia, dolor, desesperación y miedo muy por encima del nivel que experimentaría la mayoría de la gente. Puede hacerte sentir como si hubieras sido apartado de la humanidad o del mundo, y esto ha hecho que muchos de nosotros volvamos a relaciones infelices e incluso peligrosas de las que deseábamos escapar con desesperación. Después de la sensación de libertad que trae el haber dejado la relación, el cóctel nos invade como una ola de dolor que hace que irse parezca insoportable al final. Al igual que con otras formas de *flashback* emocional, reconocer que estás dentro de un cóctel de abandono puede ayudarte a reducir su intensidad de inmediato para que puedas avanzar mejor con herramientas sólidas para la sanación y el cambio continuos.

Otros patrones sintomáticos derivados del trauma infantil

Dificultades para entablar relaciones

Las heridas del trauma pueden hacer que nos apeguemos demasiado rápido a alguien que apenas conocemos, lo que a menudo da lugar a relaciones con personas problemáticas, no disponibles emocionalmente o abusivas. El trauma por abandono nos impulsa a aferrarnos a los demás y a quedarnos donde no nos tratan bien o no nos valoran. Algunos manifestamos el trauma evitando por completo las relaciones, ya que el trato con la gente nos resulta demasiado abrumador o doloroso.

Además, la desregulación emocional puede generar inestabilidad y conflictos en las relaciones con amigos, compañeros de trabajo, parejas y familiares. En situaciones de estrés, tus emociones pueden dispararse de cero a cien en un segundo. Es posible que reacciones con *furia* cuando otras personas solo se enfadarían, o que entres en *pánico* cuando otros se sentirían un poco preocupados. Si eres como la mayoría de la gente con TEPT infantil, esta situación puede haber perjudicado a tus relaciones con personas a las que quieres y valoras mucho, y es posible que te haya costado buenos puestos de trabajo o ascensos, así como oportunidades de diversión y crecimiento personal.

Mayor incidencia de problemas psicológicos y emocionales

En comparación con la población general, los que crecimos sufriendo maltrato o negligencia somos más propensos a la depresión y a la ansiedad. Puede tratarse de una respuesta lógica a los recuerdos dolorosos y a las consecuencias del comportamiento provocado por el trauma, pero también puede deberse a un componente neurológico originado por los cambios cerebrales en las primeras etapas de nuestro desarrollo. Quienes han sufrido traumas en la infancia también tienen una mayor probabilidad de padecer enfermedades mentales, como el trastorno bipolar, y de personalidad, como el trastorno límite de la personalidad y el trastorno de personalidad narcisista.

Incremento en la probabilidad
de presentar problemas cognitivos

Las personas con TEPT infantil son más proclives que otras a presentar dificultades en el aprendizaje y a ser diagnosticadas con TDAH (aunque algunos expertos creen que muchos casos de TDAH son en rèalidad TEPT complejo, que podría ser más fácil de tratar y sanar). También tenemos más probabilidades que otras personas de tener problemas de memoria y una mayor incidencia a padecer demencia.

Muchos cargamos con un estado crónico de sobrecarga mental. Dado que los traumas pueden dañar nuestra capacidad para procesar pensamientos y emociones, la llegada de nuevas experiencias o la necesidad de organizar y actuar sobre la base de nueva información pueden resultar abrumadoras. Algunos signos externos de esta situación son la procrastinación, el desorden y la dificultad para tomar decisiones.

Aumento de la prevalencia de conductas de riesgo

El trauma infantil está relacionado con una menor capacidad para predecir el riesgo relativo de una decisión frente a otra. Bajo presión, las zonas de razonamiento del cerebro se vuelven menos activas y, al mismo tiempo, las áreas emocionales se aceleran.

Los que hemos crecido siendo víctimas de maltrato o negligencia somos más propensos que la población general a consumir nicotina, drogas y alcohol, y presentamos tasas de adicción significativamente más elevadas (que pueden ser en parte hereditarias). También tenemos más probabilidades de desarrollar trastornos alimentarios.

De media, tenemos un mayor número de parejas sexuales que otras personas y (sobre todo si hemos sufrido abusos sexuales) somos más propensos a sufrir agresiones sexuales en la adultez. Como tendemos a la desregulación emocional y a «desconectarnos» en situaciones de estrés (y nuestras relaciones tienden a serlo), registramos tasas más altas de embarazos no deseados y de abortos que la media.

Tendemos a ser violentos con otras personas y a ser víctimas de la violencia. Somos más propensos a tener tendencias suicidas o a intentar suicidarnos.

Pobreza y escaso desarrollo profesional

No cabe duda de que los traumas pueden frenar el crecimiento financiero y profesional. En primer lugar, la mentalidad familiar y el entorno del hogar pueden limitar tu educación y tu capacidad de aprender o de vislumbrar un camino hacia un futuro de éxito. La desregulación, las barreras sociales, las conductas autodestructivas y las crisis continuas pueden echar por tierra las oportunidades e incluso impedir que te plantees siquiera intentarlo.

Estas son solo algunas de las manifestaciones comunes del trauma en nuestras vidas. Y, por fin, se reconoce que el trauma en la infancia puede desempeñar un papel primordial en el surgimiento de problemas no solo psicológicos y de conducta, sino también *fisiológicos* y *neurológicos*. Lo que esto sugiere es que aprender a sanar el TEPT infantil es uno de los cambios vitales más importantes que podemos emprender como individuos y como sociedad.

Sin embargo, surge esta pregunta: ¿cómo es posible que el trauma cause tanto daño?

La forma en que los traumas tempranos dañan el sistema nervioso

Cuando se es un bebé o un niño pequeño, el trauma es aun más tóxico para el cerebro en desarrollo (por eso el TEPT-C se denomina a veces *trauma del desarrollo*). El maltrato o la negligencia pueden provocar cambios en el sistema nervioso, sobre todo en el procesamiento emocional y en la respuesta natural del organismo al estrés. Y aunque se entiende que los abusos físicos y sexuales son muy perjudiciales, la negligencia emocional (en muchos casos) parece ser al menos igual de dañina para estos menores.

Para que su cerebro se desarrolle de forma sana, un niño necesita que sus padres conecten con él, que sean un reflejo suyo, que le miren a los ojos y le hablen, y que respondan a sus sentimientos, necesidades y logros. Esto es exactamente lo que falta en la vida de los niños que sufren negligencia.

Ya sea por maltrato o desatención (o por ambos), el desarrollo cerebral del niño se ralentiza y altera. Puede verse abrumado por el estrés y todas las reacciones fisiológicas (como la liberación de adrenalina) que conlleva, lo que se denomina *hiperactivación*.

El pequeño puede alcanzar un estado más o menos permanente de terror a quedarse solo o a que le vuelvan a hacer daño (hipervigilancia), o aprender a escapar de situaciones intolerables distanciándose, fingiendo que no necesita nada (disociación).

A veces, los menores desatendidos manifiestan una tendencia a imaginarse amor allí donde no lo hay, y se sumergen en un mundo de ensoñaciones o fantasías desadaptativas que complicarán todos los aspectos de su vida posterior.

El niño tiene ahora lo que equivale a una «lesión» neurológica, que puede acarrearle problemas a lo largo de toda la vida —emocionales, psicológicos, cognitivos y físicos— que hasta hace poco no se consideraban síntomas de trauma.

Entre los síntomas cognitivos y conductuales en los niños, se encuentran cuestiones como la incapacidad para relacionarse con la gente, quedarse quietos o prestar atención, controlar los impulsos y, por supuesto, aprender.

También empiezan a manifestarse síntomas físicos, como dolores de cabeza y problemas digestivos, trastornos del sueño, mojar la cama, asma, fatiga, comer en exceso o no poder comer lo suficiente, tics nerviosos como pellizcarse la piel y, en algunos casos, a medida que el niño crece, inicio precoz de la pubertad. Poco a poco, empiezan a observarse también los mismos síntomas que experimentan los adultos.

Sin embargo, el trauma no es lo único que nos moldea. La resiliencia y las experiencias positivas también desempeñan un papel importante y, en ocasiones, mitigan los daños más graves que se podrían haber causado (esta es una de las razones por las que los traumas familiares afectan de forma diferente a los hermanos). Entre los factores que favorecen la resiliencia figuran rasgos de personalidad como una actitud positiva, un sentimiento de competencia y autoeficacia, así como el interés por actividades (por ejemplo, los deportes o las artes) en las que puedan desarrollarse aptitudes y establecerse vínculos. Los adultos que apoyan al niño fuera de la familia (profesores, entrenadores, parientes o vecinos) también pueden influir de manera decisiva en su capacidad de recuperación.

¿Qué te sucedió?

Si ya has probado algún otro enfoque para superar un trauma, es probable que se hiciera mucho hincapié en contar tu *historia*: hablar de lo que pasó, de quién lo hizo, de cómo te sentiste al respecto y de cómo te sientes ahora.

Es importante que cuentes tu historia y reconozcas el daño que te han hecho. Sin embargo, en mi enfoque de la sanación no nos centramos en esto. Lo escribimos al principio del proceso para poder enfrentarnos al pasado, ya que puede ser útil mientras hacemos el trabajo de identificar y sanar los síntomas, y también ayuda a ver con claridad que los malos tratos y la negligencia que sufrimos en la infancia no fueron nuestra culpa: no los pedimos y no pudimos evitar que nos afectaran.

Pero los traumas del pasado tienen una forma particular de preocuparnos, como un diente astillado que no puedes resistirte a tocar con la punta de la lengua, aunque esté afilado y duela. Quizá te hayan acostumbrado a poner tu atención en las experiencias dolorosas, porque antes, en el ámbito de la salud mental, se creía que, cuanto *más* te centraras en ellas, más probabilidades tendrías de sanar algún día. No obstante, según mi método, es posible que al enfocarte *menos* en lo que ocurrió descubras una oportunidad de curación más profunda, dentro de ti, *en este momento*.

Los traumas del pasado están destinados a aflorar en tu cabeza, pero, a medida que avancemos en tu proceso de sanación, aprenderás a mantener a raya esos pensamientos y recuerdos. No tienes que reprimirlos ni negarlos, sino que, en lugar de *hablar* de ellos, te animo a volcarlos en la página cuando empieces a utilizar las técnicas de la Práctica diaria. De este modo, puedes procesarlos y arrastrarlos «río abajo», lo que reduce su poder para distraerte y controlarte en tu vida actual.

Si decides hacer el ejercicio de «reconocer lo ocurrido», te sugiero que te lo tomes como un paso rápido. La verdadera sanación sucederá con el trabajo que vas a hacer en el resto del libro. Esta parte, que consiste en mencionar lo que provocó tu trauma, prepara el terreno.

RECONOCER LO OCURRIDO

Aunque hayas ido a terapia antes, es posible que nunca hayas puesto por escrito las experiencias que te traumatizaron. Aquí harás una lista de lo que ocurrió, seguido de las formas en que crees que estos acontecimientos pueden haberte afectado, antes y ahora.

No todos los acontecimientos traumáticos del pasado siguen teniendo impacto en ti, y, si algo no te está perjudicando, no hace falta que lo escribas. Aquí se te invita a considerar los problemas que han persistido, o la aparición de un nuevo síntoma que crees que tiene su origen en un trauma anterior.

En tu diario, traza tres columnas (o responde a las tres preguntas en una columna vertical) para cada trauma que quieras reconocer. A continuación, contesta brevemente a cada una de las preguntas.

No hace falta que lo menciones todo, basta con lo que consideres importante de cualquier momento de tu pasado. Procura no entrar en muchos detalles. Debido a la forma en que has aprendido a manejar el trauma, es posible que creas que es necesario «profundizar». En este ejercicio, te

sugiero que *no* indagues en tus recuerdos traumáticos. Podría distraerte de la práctica y alejarte del momento presente, lo que provocaría una activación innecesaria y te haría
descarrilar tu progreso en el ejercicio.

El objetivo es que recuerdes, en un modo simple, las
causas por las que podrías padecer TEPT-C sin restar importancia a estas experiencias. Parte de esta información
puede aportarte algo de luz; como mínimo, te ayudará a
sentir que tu trauma no está siendo ignorado. Cuando hayas terminado, guarda el diario en un lugar seguro (incluso
puedes arrancar las páginas en las que aparecen los traumas para esconderlas *mejor*). Después, desvía tu atención
del pasado para centrarte en los síntomas actuales en los
próximos capítulos. Puedes consultar tu lista o actualizarla
siempre que quieras.

A continuación, encontrarás un ejemplo para que puedas
hacerte una idea general del formato.

EXPERIENCIAS TRAUMÁTICAS

¿QUÉ OCURRIÓ?	¿CÓMO PUDO AFECTARME EN SU MOMENTO?	¿CÓMO ME AFECTA HOY?
Mis padres se peleaban de forma violenta delante de mí muchas veces, desde que tengo uso de razón.	Tenía ansiedad. Es probable que mis problemas digestivos se debieran a esto. A los cinco años ya sabía que tenía que mentir a mis abuelos y a la maestra.	Soy muy «peleona» en las relaciones. Cuando alguien grita, paso de estar en calma a perder los papeles MUY rápido. No puedo tranquilizarme con tanta facilidad. Todavía siento que tengo que mentir sobre lo que ocurre en casa.

¿Qué ocurrió?	¿Cómo pudo afectarme en su momento?	¿Cómo me afecta hoy?
Estuve dos años en un «casi algo» con James. Nunca le gusté y me dijo que solo éramos amigos con derecho a roce. Le respondí que perfecto, pero estuve obsesionada con él durante tres años.	Depresión. Vergüenza. Dejé las clases durante dos cuatrimestres y fumaba porros todos los días. Perdí amigos porque me comportaba como una desquiciada. Sabía que tenía que dejar de verle, pero no lo hice.	Me cuesta confiar en mí misma cuando estoy en una relación. Siempre finjo desinterés por los hombres cuando en realidad sí me gustan. No creo que yo les interese a ellos. Roger me acusó de no ser «auténtica» y me dejó.
Los niños de quinto curso me llamaban «gorda» todo el tiempo. No me invitaban a sus cumpleaños ni a salir.	Odiaba mi cuerpo. Me hice la «dura» para demostrar a la gente que no me importaba que no me tuvieran en cuenta. Mi autoestima estaba por los suelos. Pienso que parte de esto (y de que me dejaran de lado) se debía a que iba con la ropa sucia y andrajosa. Llevaba la misma ropa casi todos los días.	¡Todavía odio mi cuerpo! Tengo demasiados problemas con la comida. Me siento muy sola. Abrigo la sutil creencia de que los demás encajan todos con todos, pero (por razones que no entiendo) yo no pertenezco.

Para tu diario

. . . .

- ¿Qué has sentido al reconocer todos estos traumas a la vez?
- ¿Has tenido la oportunidad de contar estas experiencias traumáticas a alguien comprensivo? Si es así,

¿cómo te fue? ¿Te gustaría volver a hacerlo en un futuro?

- Cuando piensas en los factores que te ayudaron a sobrevivir a lo ocurrido y a construir tu vida a pesar de todo, ¿hubo personas, grupos o situaciones que te dieron confianza o una sensación de seguridad?
- ¿Te animas a «poner en pausa» la historia del pasado y a centrarte en medidas prácticas para sanar los síntomas del presente?

Si este o cualquier otro ejercicio te resulta incómodo o difícil o desencadena tus síntomas, haz una pausa en el trabajo y trata de calmar tu sistema nervioso. Entre la página 109 y la 110 encontrarás una lista con los pasos que puedes seguir.

Te lo prometo: eres muy capaz de sanar y de hacer cambios positivos en tu vida. Te va a resultar mucho más fácil mejorar tus relaciones, tu salud mental y física, así como aumentar tu nivel general de felicidad, sobre todo cuando *aprendas a re-regularte.*

¿Y cómo se hace esto?

En el próximo capítulo, haremos un breve recorrido por algunos métodos comunes de tratamiento del TEPT-C, unos pueden contribuir a tu re-regulación y otros se saltan esta necesidad. Quizás ya hayas probado algunos de ellos. Reflexionar sobre lo que te ha funcionado hasta ahora, y lo que no, te servirá de guía para continuar con este proceso.

CAPÍTULO 2

Las terapias para el trauma, tradicionales y actuales, y en qué se diferencia este enfoque

S I HAS RECURRIDO A UN PROFESIONAL para aliviar los síntomas relacionados con el trauma, tenías todo el derecho a esperar dos cosas: que el especialista supiera guiarte y que los tratamientos probados te ayudaran a mejorar y a hacer cambios reales en tu vida.

Pero ¿cumplieron con tus expectativas?

Hay profesionales buenos y comprometidos, así como tratamientos que han ayudado a muchas personas. Si te ha ido bien con alguno de ellos, sigue adelante y continúa leyendo.

La cuestión es que muchos de los que padecemos TEPT-C hemos obtenido pocos o ningún beneficio de los enfoques tradicionales para la superación del trauma que predominan en este campo, es decir, la terapia conversacional y la farmacológica. No hay pruebas concluyentes de que sean los más eficaces, ni siquiera de que funcionen del todo, para el TEPT-C.

Si no tuviste una buena experiencia con estos tratamientos, puede que hayas pensado que el fallo era tuyo. Sin embargo, quizá tuviera más que ver con el hecho de que estos enfoques no trataban específicamente la desregulación, e intentar superar un trauma *mientras* se está desregulado puede empeorar aún más la situación.

Además, hay poca transparencia acerca de qué modalidades de sanación funcionan y qué profesionales obtienen los mejores resultados. Apenas tenemos forma de saber quién sabe de traumas *de verdad* y quién se ha limitado a asistir a uno o dos talleres y ahora dice en su perfil de terapeuta que es un experto en la materia.

Si has intentado, sin éxito, obtener ayuda para solucionar problemas relacionados con tus propios traumas infantiles, ten claro que no te ha pasado solo a ti. Y es muy importante que leas este capítulo, ya que tal vez encuentres aquí la *razón* por la que nada de lo que has probado hasta ahora te ha funcionado, así podrás buscar los métodos que mejor se adapten a ti.

Encontrar las opciones correctas puede ser complicado. Si buscas respuestas (en Internet, por ejemplo, o preguntando a tu médico) sobre cómo sanar el TEPT infantil, te toparás con la idea de que siempre necesitas acudir a un profesional de salud mental, porque (a) ellos tienen las soluciones y (b) te beneficiará. Es algo parecido a lo que ocurre con la vieja pirámide nutricional del Departamento de Agricultura de Estados Unidos (USDA). Cualquiera que haya leído sobre el tema sabe que esos estándares son incorrectos, están obsoletos y, curiosamente, se resisten a aceptar las investigaciones del siglo XXI.

En mi enfoque para la sanación, te animo a que seas *tú* quien juzgue lo que a ti te funciona. Busca el consejo y la ayuda de expertos, pero sin aceptar nada ciegamente, ni de terapeutas, ni de médicos, ni tampoco de mí. Aprende probando lo que creas que puede servirte, y no dudes en abandonar los tratamientos que no te den resultado.

En este capítulo, encontrarás una descripción general de las modalidades de tratamiento tradicionales, así como de algunos enfoques nuevos y alternativos (incluidas las terapias basadas en el cerebro y en el cuerpo) que a algunas personas les han resultado útiles. Y te contaré más cosas sobre mi método y por qué es diferente.

¿Por qué el tratamiento convencional puede no ser el mejor?

Que un tratamiento se recomiende con cierta frecuencia no significa que vaya a resultar efectivo.

Los enfoques más comunes, con diferencia, son la terapia conversacional y la farmacológica, o una combinación de ambas. La mayoría de las personas con TEPT-C han *probado* al menos una de ellas o las dos. Hablemos primero de la **medicación**.

Un porcentaje sorprendente de personas en todo el mundo —uno de cada siete estadounidenses y uno de cada seis británicos— se medica para tratar la depresión y la ansiedad, trastornos que son bastante frecuentes en quienes han sufrido traumas. Si buscas ayuda para resolver estos problemas, es muy probable que te receten antidepresivos o ansiolíticos.

Con el TEPT-C, estos fármacos pueden servir en cierta medida para calmar algunos síntomas agudos, aunque en muchos casos pueden retrasar la recuperación al embotar la conciencia y producir lo que con frecuencia llamamos «niebla mental». Si presentas desregulación del sistema nervioso, la medicación también puede inhibir los procesos naturales por los que serías capaz de volver a un estado regulado. Los fármacos no están diseñados específicamente para la re-regulación, y sus efectos no se ajustan muy bien a nuestros síntomas.

Estos medicamentos también pueden tener efectos secundarios graves, como ideas de autolesión o de hacer daño a otras personas, problemas sexuales y una sensación de desconexión al tomar decisiones o relacionarse con los demás, aspectos importantes para quienes buscan sanar. Los medicamentos pueden mejorar el estado de ánimo, pero no curan. Los efectos secundarios y los beneficios desaparecen en cuanto se interrumpe la medicación.

Por otro lado, la **terapia conversacional tradicional** (incluida la terapia cognitivo-conductual o TCC, cuyo objetivo es ayudarte a detectar y sustituir formas de pensar y actuar distorsionadas o poco útiles) es *el* tratamiento de referencia en la actualidad para un amplio abanico de problemas, como la depresión, los trastornos de ansiedad, las adicciones y las enfermedades mentales graves. Se supone que ayuda a las personas que han sufrido traumas, pero los datos son, en el mejor de los casos, contradictorios.

Otros tipos de terapia conversacional que se han utilizado para tratar el trauma son la terapia de procesamiento cognitivo, la de exposición y la dialéctica conductual. Se centran en aspectos del trauma como los recuerdos, la sensibilidad a los desencadenantes y la regulación de las emociones. ¿Funcionan? «Las personas traumatizadas suelen presentar grandes dificultades para contar a los demás lo que les ha ocurrido», afirma el Dr. Van der Kolk. «Sus cuerpos vuelven a experimentar terror, rabia e impotencia, así como el impulso de luchar o huir, pero estos sentimientos son casi imposibles de articular»[1].

Utilizados por separado o conjuntamente, la terapia conversacional y la farmacológica son los tratamientos por defecto para las personas que atraviesan dificultades emocionales, y son muchos los que afirman que les han resultado útiles. Sin embargo, en un estudio de 2022 publicado por la British Medical Association, investigadores del Centro de Evaluación e Investigación de Medicamentos de la FDA, Johns Hopkins y la Clínica Cleveland descubrieron que los fármacos antidepresivos no funcionan en al menos el 85 por ciento de las personas que los toman[2]. En general, son apenas un 2 por ciento más eficaces que un placebo[3], y eso en lo que respecta a la depresión. Para curar los efectos de los traumas sufridos en la infancia, hay muy pocos estudios que demuestren que ayudan de verdad.

Aun así, la terapia conversacional y la farmacológica absorben casi todos los recursos públicos disponibles para el tratamiento de adultos con trauma. Los seguros privados o los planes sanitarios estatales no cubren prácticamente nada fuera de estos métodos convencionales, a pesar de que existen terapias más eficaces y de que se corre el riesgo de que con los tradicionales se empeoren los síntomas del TEPT-C.

Dado que hay tanta gente que lo sufre (y que el coste de los síntomas del TEPT-C es tan elevado), ¿por qué hay tan poco interés por encontrar enfoques de tratamiento más efectivos? ¿Por qué no se investiga más y se incluyen más métodos que *sí* funcionan en los planes habituales que cubren los seguros, aunque solo sea porque con un mejor tratamiento se pueden evitar costosas enfermedades crónicas?

Aunque la situación está empezando a cambiar, la mayoría de los adultos tratados por síntomas relacionados con el trauma siguen atrapados en el mismo ciclo de siempre —terapia, medicación, nuevo terapeuta, nueva medicación, y así sucesivamente— sin llegar a ver una mejora real. Al cabo de un tiempo, cuando la esperanza se desvanece, estas personas tienden a culparse a sí mismas, ya que creen que hay algo en ellas que falla.

Para que los tratamientos resulten efectivos, deben abordar la lesión central del trauma (que es, al menos en parte, de origen neurológico) y no solo los síntomas derivados, como la depresión y la ansiedad. Si quieres lograr una sanación prolongada que te ayude a construir una vida feliz de forma progresiva, tendrás que curar la lesión del sistema nervioso que te hace susceptible a la desregulación. En este estado, todos los demás aspectos de la vida se complican, incluido el esfuerzo por sanarte a ti mismo.

Recordemos que el TEPT infantil es, en su origen, *neurológico*. Se desarrolla en relación con los cambios cerebrales causados por el maltrato, la negligencia y otras situaciones de mucho estrés en la infancia. Esto da lugar a estados intermitentes de desregulación emocional, cognitiva y fisiológica que pueden impedir que te beneficies de cualquier terapia, aunque haya sido útil para personas sin trauma, que no enfrentan tantas dificultades para mantener su regulación neurológica.

Cuando estás desregulado, prestar atención, recordar, comunicarte y aprender se vuelven tareas complicadas. Puedes sentirte torpe, con pánico, perdido o entumecido. En un estado desregulado, es muy fácil pasar por alto las señales de peligro, reaccionar de forma exagerada desde el punto de vista emocional o tomar decisiones equivocadas que pueden cambiar el rumbo de tu vida. También puede ser peligroso conducir. Así que esto podría explicar por qué tus experiencias en terapia te han resultado tan frustrantes e inútiles.

Si la terapia te dejó en un estado de desregulación y no pudiste progresar, es probable que te recetaran fármacos, lo que (como ahora sabemos) puede haber hecho aún más difícil recuperar la regulación para que pudieras trabajar en los cambios positivos. Si eres propenso a la desregulación, eso podría explicar por qué la medicación y la terapia conversacional no pudieron aliviar tus síntomas de TEPT infantil.

Puesto que ni los terapeutas ni los médicos *tienden* a desregularse cuando están estresados, estos enfoques convencionales deberían ser eficaces. Pero no hay pruebas claras de que sean una buena línea de tratamiento.

En realidad, para quienes suelen desregularse, hablar de recuerdos dolorosos (algo habitual en terapia) puede agravar la situación: nos sentimos *más* angustiados y menos capaces de pensar con claridad, analizar o recordar lo que se ha hablado. Cuando más desesperada estaba por hallar consuelo e iba a terapia tres veces por semana, llegaba a las sesiones concentrada y llena de esperanza, y salía cincuenta minutos después tan angustiada y desregulada que no sentía las manos. Apenas podía girar el pomo de la puerta para salir de la consulta. Tenía que quedarme sentada en el coche durante 45 minutos, llorando y tratando de calmarme para poder conducir. Cuando lo comenté con mi terapeuta, me dijo que estaba «procesando muchas cosas», que tenía que «pasar por el duelo antes de poder sanar» y que «iba a llevar mucho tiempo».

Por aquel entonces, no me quedaba otra que seguir sus consejos; ella era la experta y yo estaba desesperada. Ahora bien, como ya te habrás dado cuenta, ya no acepto las opiniones de los profesionales sin cuestionarlas, ya que antes la ayuda que recibía no siempre era útil y a veces hasta me hacía daño. Hay miles de personas que me cuentan que sus experiencias en terapia también han sido así de complicadas.

Los tratamientos nuevos y alternativos para el trauma

Considero esencial que las personas que han sufrido un trauma aborden la desregulación, lo que implica necesariamente un nuevo enfoque del tratamiento. Una señal de que el enfoque está funcionando es que puedes procesar pensamientos y emociones (incluido el duelo) con mayor fluidez que antes, eres capaz de recordar y gestionar las estrategias y objetivos de la terapia día a día y empiezas a sentirte mejor y con más esperanza desde las primeras etapas del proceso. Estos son algunos de los beneficios de dominar la re-regulación emocional.

Cada persona con TEPT-C es diferente, y respondemos a estímulos distintos. Cuando eres responsable de tu propia sanación, eres libre de rechazar los tratamientos que no te resulten útiles y de probar los que te parezcan más apropiados. Adopta una actitud abierta. Muchísimos profesionales de la medicina y la salud mental participan de forma activa en nuevas investigaciones y revisan los enfoques convencionales de la atención sanitaria.

A continuación, encontrarás una lista de tratamientos cuya eficacia ha quedado demostrada.

Terapias centradas en el cerebro y el sistema nervioso

La terapia de *desensibilización y reprocesamiento por movimientos oculares* (EMDR, por sus siglas en inglés), desarrollada por Francine Shapiro, es una poderosa técnica, avalada por el Departamento de Asuntos de los Veteranos de EE. UU., que ayuda a integrar los recuerdos traumáticos. En el TEPT, la activación de ciertos recuerdos produce una intensa angustia psicológica y fisiológica (pesadillas, palpitaciones, arrebatos de ira), como si el suceso estuviera ocurriendo en este mismo momento. Estas reacciones se repiten una y otra vez, y no tienden a remitir con el tiempo.

La EMDR consiste en realizar movimientos oculares controlados de un lado a otro, en utilizar unos dispositivos vibratorios u otras herramientas que estimulan de forma alterna el hemisferio derecho y el izquierdo del cerebro. El profesional te acompaña en la revisión de recuerdos traumáticos para después ayudarte a «reprocesarlos» y que pasen a ser más parecidos a un recuerdo normal. Siguen estando presentes, pero sin tanta carga emocional. En teoría, no es necesario hablar durante la EMDR, así que puede ser útil para quienes tendemos a desregularnos cuando contamos lo sucedido. Los efectos son prolongados; en ocasiones, quienes se han beneficiado de ella optan por volver a estas sesiones meses o años después.

La EMDR es una modalidad que me ayudó muchísimo a detener los pensamientos intrusivos sobre algunos traumas recientes de mi vida adulta, aunque solo con un profesional que no me exigió que hablara demasiado sobre lo ocurrido.

La *terapia polivagal*, un método creado por Stephen Porges, se enfoca en las tres ramas interconectadas del sistema nervioso autónomo y su función en la regulación de las respuestas ante el estrés y el trauma. El objetivo de la terapia polivagal es equilibrar el estado vagal ventral (asociado a la sensación de calma, seguridad, conexión y bienestar emocional), el estado simpático (asociado a la respuesta de lucha o huida) y el estado vagal dorsal, que puede provocar una respuesta de distanciamiento o «congelación» cuando nos sentimos amenazados. Hoy en día, se han desarrollado varios dispositivos que estimulan el nervio polivagal mediante electricidad y que ayudan a salir de un estado de desregulación.

El *neurofeedback*, desarrollado en la década de 1950 por Joe Kamiya y Barry Sterman, es otro tratamiento prometedor para el TEPT-C. El profesional coloca electrodos en la cara y el cuero cabelludo para medir la actividad cerebral en estado de relajación y en respuesta al estrés. A continuación, el paciente recibe algún tipo de estímulo —como escuchar sonidos o ver un vídeo— que va cambiando en función de su estado cerebral. Cuando lo probé, me pusieron un vídeo sobre un viaje en una pantalla que se oscurecía cada vez que mi cerebro estaba distraído o estresado, y se iluminaba cuando me calmaba. Para obtener resultados a largo plazo pueden ser necesarias muchas sesiones, lo cual es un inconveniente si no se tiene un buen seguro médico. A pesar de ello, a muchas personas les ha ido bien.

El *brainspotting*, desarrollado por David Grand, consiste en mover los ojos para localizar el «punto cerebral» o posición ocular asociada con un recuerdo traumático o una respuesta al trauma. Es algo parecido al EMDR. La idea es que, una vez que se encuentra el punto (normalmente con la ayuda de un terapeuta), el cerebro puede reanudar el procesamiento de un trauma que se quedó «atascado». Las personas a las que les ha funcionado el *brainspotting* aseguran que es una técnica que actúa con relativa rapidez y que no requiere que hables del recuerdo mientras la practicas, lo cual es una gran ventaja para quienes tendemos a desregularnos cuando mencionamos lo ocurrido.

Las *sustancias psicodélicas* también son prometedoras para el tratamiento de traumas. En el momento de escribir estas líneas, se están llevando a cabo ensayos clínicos y su aprobación podría ser inminente. El MDMA, la psilocibina y la ketamina, por ejemplo, se están probando como tratamientos no solo para el TEPT-C, sino también para la depresión, la ansiedad y las adicciones. Los primeros resultados muestran que, con profesionales capacitados, la terapia psicodélica podría ser una buena forma de superar traumas bloqueados.

Por otro lado, el *tapping*, o técnicas de liberación emocional (EFT, por sus siglas en inglés), es un método muy extendido. Consiste en dar golpecitos en la cara, la cabeza, el torso y las manos a lo largo de los meridianos del cuerpo (un concepto originario de la medicina china) para calmar la ansiedad y las emociones fuertes. Encontrarás vídeos buenísimos en YouTube que te enseñan a hacerlo, dando toques suaves con la yema de los dedos sobre los puntos de acupresión o meridianos. Hay quien dice que los beneficios son solo un efecto placebo, pero otros lo utilizan a diario para controlar los desencadenantes y las reacciones emocionales.

Terapias centradas en el cuerpo

Algunos expertos creen que el trauma se «almacena» en el cuerpo, por lo que el movimiento y una mayor conciencia corporal pueden contribuir a soltarlo. Peter Levine desarrolló una terapia destacada de este tipo: la *experiencia somática*, en la que el terapeuta te guía para que observes la conexión entre emociones, recuerdos y sensaciones corporales, y luego te ayuda a liberarlos.

Otros tratamientos del trauma basados en el cuerpo son las actividades que tal vez ya practiques, como las artes marciales (por ejemplo, chikún y taichí), el baile y el yoga, que se utilizan desde hace miles de años. Estas actividades implican movimiento, con conciencia de los lados derecho e izquierdo del cuerpo; a menudo se llevan a cabo en grupo y en respuesta a una voz que da instrucciones. Todos estos factores contribuyen a la re-regulación, y sospecho que las generaciones pasadas también los practicaban, junto con el marchar en formación, las canciones de llamada y respuesta y los cánticos, como medios para calmar y encauzar el sistema nervioso.

En los últimos tiempos, especialistas en yoga han creado modalidades que están enfocadas específicamente en el tratamiento del trauma. Esto significa que hay una sensibilidad en torno a los sentimientos y recuerdos que podrían activarse con ciertas posturas, y se hace hincapié en ser consciente y amable con lo que pueda desencadenarse.

El *método Wim Hof* se basa en ejercicios especiales de respiración profunda y exposición al frío (duchas frías o baños helados) para «resetear» el sistema nervioso, estimular la liberación de serotonina y dopamina y mejorar el estado de ánimo. Es gratis, se puede practicar en casa y está muy de moda.

Por otro lado, se ha demostrado clínicamente que el *ejercicio vigoroso* es quizás la medida más eficaz para aliviar la depresión, la ansiedad, la niebla mental y el estrés en general; por tanto, es una parte esencial del tratamiento para el trauma. Por «vigoroso» se entiende cualquier forma de movimiento que eleve el ritmo cardíaco, sobre todo si te hace sudar la gota gorda. Puedes practicarlo durante 45 minutos si estás en buena forma física.

Seguir una *alimentación sana* también es un factor que contribuye a la curación del trauma. Una dieta que limite el azúcar, la harina y otros alimentos procesados o carbohidratos «rápidos» puede favorecer la concentración, regular el sistema nervioso y hacer que tengas un estado de ánimo más optimista y estable. El consumo de proteínas en cada comida también es beneficioso. Por otro lado, hay quienes encuentran que el café les ayuda a equilibrar el sistema nervioso, mientras que otros notan que la cafeína los descontrola por completo.

Terapia de sistemas de familia interna

Los sistemas de familia interna, también conocidos como IFS o trabajo de partes, es una forma de psicoterapia desarrollada en la década de 1980 por Richard Schwartz. Se basa en la idea de que una persona tiene «partes» o subpersonalidades que interactúan para influir en el pensamiento y el comportamiento —a veces en conflicto entre sí— y la protegen del trauma y el dolor. El objetivo de la terapia IFS es que el paciente comprenda e integre estas partes para sanarse.

Disponemos de muchas otras terapias para superar el trauma, aunque los datos sobre su eficacia son escasos. Entre ellas se encuentran la hipnosis, la estimulación del nervio vago, los bloqueos del ganglio estrellado, la terapia Lifespan Integration (o Integración del ciclo vital), la terapia de aceptación y compromiso y las técnicas Havening. Cada día surgen y se prueban más tratamientos. Si encuentras un método que no haya mencionado aquí, te animo a que compruebes si puede serte útil.

PARA TU DIARIO
• • • • • • • • • • • •

- ¿Qué técnicas de sanación has probado?
- ¿Qué te ha ayudado hasta ahora? ¿Qué cambios has experimentado? ¿Han sido a largo plazo?
- ¿Cuáles *no* te han funcionado? ¿Por qué?
- ¿Estás dispuesto a asumir el mando de tu propia sanación? ¿Qué harías diferente una vez que tomes de verdad las riendas?

Mi método de sanación y por qué es diferente

En este método de sanación no te centrarás de forma específica en una situación traumática que hayas vivido, aunque puede resultar conveniente que identifiques esas heridas, como hiciste al final del capítulo 1.

Tampoco pondrás la atención en tu cuerpo ni en la noción de que el trauma está atrapado en él, aunque hacer ejercicio es importante para tu recuperación, y puede que descubras que tu salud física mejora a medida que avanzas en la superación del trauma en su conjunto.

En mi método, el trabajo se dirige a la sanación de estas tres áreas, que yo llamo «el taburete de tres patas»:

1. DESREGULACIÓN (del sistema nervioso y emocional).
2. DESCONEXIÓN de los demás (por ejemplo, sentirse diferente, excluido o aislado; tener dificultades para cultivar amistades sanas).

3. Conductas autodestructivas (adicciones, atracción por personas no disponibles, arrebatos emocionales, problemas de dinero...).

Cada una de estas áreas —la desregulación, la desconexión y las conductas autodestructivas— confluyen entre sí y ejercen una influencia mutua, positiva y negativa. Cuando sanas en un área, se impulsa la recuperación en otras. Del mismo modo, cuando sufres reveses en una, las demás también se vuelven más vulnerables a enfrentar nuevos obstáculos.

Este método está diseñado para transformar tu vida de manera significativa y en poco tiempo. Trabajarás en:

- Instaurar una conciencia tranquila a través de las técnicas de la práctica diaria, de modo que dispongas de un medio para procesar pensamientos y emociones, y encuentres el descanso, el consuelo y la comprensión que te sostengan a lo largo del proceso de sanación.
- Reducir la frecuencia con la que hablas del trauma y, en su lugar, escribir sobre él.
- Tomar las riendas de tu propia sanación y no depender de otra persona para alcanzarla.
- Centrarte en tus propios pensamientos, creencias y acciones traumáticas en lugar de en lo que hacen o han hecho los demás.
- Dar prioridad a los problemas del presente (que se pueden cambiar) antes que a los acontecimientos del pasado.
- Dar un paso adelante en la vida, no solo para sentirte mejor o resolver tus problemas, sino para alcanzar la plenitud de tu ser y aportar al mundo tus dones únicos.

Por qué la escritura diaria es fundamental en este método de sanación

Aunque es necesario procesar las experiencias traumáticas, hacerlo *hablando* de ellas puede desencadenar una desregulación. Hablar activa la amígdala, que es la parte del cerebro más implicada en el procesamiento de las emociones, sobre todo en la percepción del peligro. Esto empuja a tu cuerpo a liberar hormonas del estrés y, si sigues mencionando *continuamente* lo sucedido, puede sobrecargarte y sumirte en un estado llamado «activación emocional», similar al que experimentarías si el trauma estuviera sucediendo de verdad en este momento.

Hablar sobre el trauma también puede activar el eje hipotalámico-hipofisario-adrenal (HHA). Se refiere a la interacción entre el hipotálamo, la hipófisis y las glándulas suprarrenales, que trabajan en conjunto cuando atraviesas un trauma real y te ayudan a protegerte y a salir del peligro. El hecho de reactivar una y otra vez el eje HHA por continuar mencionando lo que ocurrió puede tener efectos negativos en tu salud física y en tu salud psicológica. Cuando te comenté que después de las visitas terapéuticas me pasaba 45 minutos llorando en el coche, esto era lo que me sucedía.

También puede producir cambios bruscos en el funcionamiento de la corteza prefrontal: se suprime la capacidad de razonar y la toma de decisiones, a la vez que se disparan las emociones. Además, puede desequilibrar los niveles de neurotransmisores del cerebro, como la dopamina y la serotonina, que *suben* y luego *bajan*, lo que disminuye la sensación de bienestar, seguridad y la capacidad para afrontar la vida.

Si bien el hecho de hablar sobre el trauma puede agravarlo, *necesitamos* una forma de procesar esas emociones y recuerdos asociados con lo sucedido. «Procesar» implica que tu cerebro y tu sistema nervioso analicen el recuerdo, lo interpreten y lo archiven como es debido, como el recuerdo que es, no como «algo aterrador que está pasando ahora mismo».

Las emociones y los pensamientos no procesados se acumulan en una mente traumatizada, ya que el estrés bloquea nuestra capacidad de gestionarlos. Por eso nos cuesta tanto concentrarnos. También explica por qué las emociones se vuelven demasiado intensas o desaparecen en los momentos más inoportunos. Además, es la razón por la que vas por ahí tan angustiado por cosas tan simples como intervenir en clase, decir que no a alguien que te pide dinero o tranquilizarte después de oír un ruido fuerte. Hay demasiado bullicio en tu conciencia. La mente se vuelve ruidosa con pensamientos y emociones sin procesar.

Es entonces cuando la escritura aparece en escena y nos rescata.

El valor terapéutico de la escritura

Escribir es una forma de procesar las emociones sin tener que enfrentarte a los desencadenantes que se activan cuando hablas sobre el trauma. Yo he comprobado que, cuando escribo y se lo leo a alguien, sigo sintiéndome regulada, pero, cuando hablo, me desregulo. Por mucho que sepa sobre traumas y desregulación, así es como responde mi cerebro.

Las investigaciones han demostrado que escribir sobre el trauma puede tener un gran poder terapéutico. Entre los más significativos está el trabajo del Dr. James W. Pennebaker de la Universidad de Texas, Austin, que desarrolló una técnica que él llama «escritura expresiva». Se trata de un método estructurado para reducir los síntomas de la depresión y la ansiedad, que también ha resultado ser útil frente al trauma.

Según la técnica de Pennebaker, hay que escribir entre quince y treinta minutos sobre la experiencia más traumática que recuerdes, y repetir el ejercicio cuatro días seguidos. Más de doscientos estudios revisados por pares han avalado los efectos positivos de la escritura expresiva. Se ha demostrado que ayuda a reducir la depresión y la ansiedad y que mejora el bienestar y la salud física. Y estos beneficios no se manifiestan únicamente en el momento de escribir, sino que se prolongan en el tiempo. Sin duda, se trata de un resultado sorprendente a partir de una operación tan sencilla.

Sin embargo, también presenta inconvenientes. En concreto, las personas que utilizan esta técnica a menudo se encuentran desbordadas por las emociones mientras realizan el trabajo. Yo opino que centrarse tanto en la experiencia *más* traumática que se recuerda podría ser excesivo para las personas con TEPT-C, ya que es capaz de desencadenar estados emocionales y neurológicos más graves.

En la Práctica diaria, nos ajustamos a estas posibilidades. No vamos directamente a por el peor recuerdo. Como aprenderás en el próximo capítulo, solo se escriben los pensamientos angustiosos que te rondan por la cabeza en el momento de escribir. Si lo haces a diario, dos veces al día, tus peores recuerdos acabarán surgiendo, así que tendrás la oportunidad de procesarlos. Pero el ritmo natural (escribir las cosas a medida que surgen en la mente) y el hábito *diario* de la escritura serán más sostenibles y brindarán alivio sin llegar a abrumarte.

Además, después de escribir en la Práctica diaria, hacemos una meditación reparadora. Durante los treinta años que llevo enseñando estas técnicas, he observado que las personas que se limitan a escribir disfrutan del método durante una o dos semanas, pero pronto se agobian o se cansan y, al final, acaban dejándolo. Quienes hacen la meditación tienen más probabilidades de encontrar la Práctica diaria reconfortante y renovadora, día tras día. La meditación brinda descanso, re-regulación y una sanación más profunda después de cada sesión de escritura. Además, los beneficios de meditar con frecuencia en cualquier contexto están bien documentados.

Me encanta que todo el mundo pueda practicar la escritura en cualquier momento y lugar, solos o en grupo, y de forma gratuita. No tenemos que esperar a que algo venga a salvarnos. Nos sanamos y nos *re-regulamos* nosotros mismos.

Ahora bien, la Práctica diaria tiene muchas más ventajas. El único modo de que descubras lo que puede hacer por ti es que la pruebes.

¿Te animas? ¡Allá vamos!

CAPÍTULO 3

La Práctica diaria

E L DESAFÍO DE SANAR el trauma radica en que sus *síntomas* dificultan tanto concentrarse o avanzar que el propio objetivo de recuperarnos puede parecer una tarea imposible.

Por suerte, contamos con la Práctica diaria. Este es el conjunto de técnicas que me sacó de la depresión en 1994 y que sigo utilizando desde hace ya tres décadas. El sistema es tan sencillo y reconfortante que cualquiera puede recurrir a él, incluso en esos días en los que todo se hace cuesta arriba.

La primera técnica consiste en un tipo particular de escritura, diseñada para *enfrentar y liberar* pensamientos de miedo y resentimiento; luego viene la segunda, que es una meditación simple y relajante. Ambas se practican juntas —escritura seguida de meditación— dos veces al día.

Rachel, la mujer que me las enseñó, las aprendió de otra mujer que conoció en una reunión de Alcohólicos Anónimos (ella las llamaba «los pasos diarios»). Le mostró estas técnicas cuando Rachel le confesó que, aunque había dejado de beber, seguía sintiéndose miserable. Nada más probar estos pasos, experimentó un gran alivio y, 36 años después, sigue practicándolos dos veces al día y se los enseña a otras personas. (En el apéndice de este libro, encontrarás un apartado de preguntas frecuentes detalladas sobre el uso de las técnicas, incluida la historia de los pasos diarios y el motivo por el que las adapté para personas que no siguen el programa de los doce pasos y las llamé «la Práctica diaria» cuando creé The Crappy Childhood Fairy).

La Práctica diaria fue lo primero que me ayudó *de verdad*. Quería probarla porque necesitaba con urgencia sentirme mejor. La primera vez que escribí y medité experimenté un gran alivio y claridad mental. Al cabo de dos semanas, mi capacidad de percepción y de concentración regresaron con más fuerza que nunca. Con el tiempo, conseguí resolver mis problemas y avanzar en una dirección más positiva, con menos miedo y siendo más yo misma.

En esto consiste la sanación: en reconocer los síntomas cuando se producen y saber qué hacer con ellos en ese instante, estés donde estés. Esta es la base para dominar la re-regulación.

Cualquier persona puede llevarla a cabo, incluso sin tener TEPT-C. He tenido alumnos hombres, mujeres, niños pequeños, adolescentes y personas de hasta ochenta y noventa años. Entre ellos, había artistas, ingenieros, religiosos, empresarios, profesionales de la salud física y mental, parturientas, enfermos terminales, presos o personas que atravesaban una crisis pasajera.

Las técnicas son fáciles de aprender y pueden aliviarte al instante. Por supuesto, podrás empezar cuando quieras, tanto si tienes acceso a ayuda profesional como si no. Es una tarea que se puede llevar a cabo en solitario o en compañía de amigos, en el autobús o en una sala donde haya ruido, en persona o a través de Zoom. Lo único que necesitas es papel y un bolígrafo o un lápiz.

La mejor forma de saber en qué consiste la Práctica diaria es ponerse manos a la obra, así que vamos a empezar con la primera técnica.

Comienza a escribir tus miedos y resentimientos

Para este ejercicio, vas a necesitar el bloc de notas que te sugerí en la introducción, junto con un bolígrafo o un lápiz. Seguirás un formato específico para identificar los miedos y resentimientos que te perturban en el momento de sentarte a escribir. Estas ideas negativas, originadas por el trauma, son como la «esencia» del TEPT infantil y, si no se tratan, pueden conducir a estados mentales negativos y a reacciones impulsivas. Por eso, lo que aquí hacemos es liberarnos de ellas.

Son pensamientos que pueden girar en torno al pasado, al presente o al futuro, pero no irás en busca de problemas que no estén ya en tu cabeza. Lo que queremos es despejar la mente de sus preocupaciones actuales.

Vas a clasificar esos pensamientos negativos en dos categorías: (1) miedos y (2) resentimientos. Aunque existen muchas otras emociones, en esta parte del ejercicio nos limitaremos a llamar a todas las que sean negativas «miedo» (el tipo de pensamiento ansioso) o «resentimiento» (el tipo de pensamiento de ira).

Si sigues bien las instrucciones, este proceso puede ayudarte a liberar emociones y preocupaciones reprimidas (al menos durante un tiempo), así abres un espacio para que surjan nuevas ideas e inspiración. La constancia en la Práctica diaria puede brindarte mayor serenidad y lucidez, además de reconfortarte cuando atraviesas episodios de dolor, pánico o sobrecarga emocional.

A continuación, te explico cómo llevarla a cabo:

- Prepara un bloc de notas (cualquier cuaderno o libreta) y un bolígrafo o un lápiz. Siéntate a escribir durante cinco o diez minutos. Si quieres, puedes quedarte más tiempo.
- Primero escribe las palabras «Tengo miedo» y luego completa la frase con lo que te venga a la cabeza, algo que te

provoque ansiedad. Por ejemplo: «Tengo miedo de que esto no funcione».

- Luego sigue escribiendo un poco más. Por ejemplo: «Tengo miedo de no tener arreglo. Miedo de que Jim me esté esperando fuera y yo llegue tarde».
- Los miedos no siempre se manifiestan como tales. Son cualquier preocupación que tengas sobre el pasado, el presente o el futuro. Pueden ser ciertos o no, tampoco tienes por qué saberlo. Pueden tratarse de cosas insignificantes o de asuntos importantes. Por ejemplo: «Tengo miedo de que mi camisa necesite plancha. Tengo miedo de que este bulto en el pecho sea cáncer». Todos los miedos, grandes y pequeños, se agolpan en tu cabeza por igual. Si un pensamiento te preocupa, ponlo por escrito.
- Deja que las palabras fluyan libremente, sin analizarlas ni intentar profundizar más allá de lo que llegue a ti de forma natural.
- No busques patrones (aunque a menudo los detectes).
- No pienses que el hecho de mencionar estos pensamientos hará que se «manifiesten». Puesto que te están importunando ahora, podemos suponer que ya se han manifestado y que estás haciendo la Práctica diaria para liberarte de ellos.
- No intentes focalizarte en un tema concreto ni hagas que el ejercicio te transmita un sentimiento o una respuesta en particular (aunque a veces surjan por sí solos). Limítate a expresar los pensamientos —temores y recuerdos— que te rondan por la cabeza en el momento en que escribes y observa lo que ocurre.
- No te preocupes por aspectos gramaticales u ortográficos; esto solo lo vas a ver tú. Aprovecha esta oportunidad para volcar en el papel tus pensamientos de miedo y resentimiento.
- No modifiques el formato.

Al escribir, no te tomes la palabra *miedo* demasiado al pie de la letra. El tipo de miedo que buscamos no es, por ejemplo, una fobia, como el pánico a las serpientes; es más bien una preocupación: «Miedo a que hoy haya hablado de más en la comida. Miedo a pasar vergüenza. Miedo a no dejar una propina decente», y cosas así. No hace falta que escarbes ni que intentes escribir todo lo que pasa en tu vida de una vez (si sigues haciendo la Práctica diaria dos veces al día, al final llegarás a todo).

Tampoco es necesario que escribas los miedos y resentimientos en un orden determinado. Escribe lo que te venga a la cabeza. Podría ser un recuerdo lejano y luego algo que acaba de ocurrir. Puede tratarse de cierta ansiedad sobre el futuro. Son pensamientos que ya están en tu mente, cosas que te preocupan (o incluso que te asustan).

Mientras escribes, anota también los resentimientos, es decir, aquello que te provoca ira («rencor hacia los demás»), culpa o vergüenza («rencor hacia ti mismo»). La ira no es un problema; a veces es natural y necesaria, y no hay por qué reprimirla o eliminarla. Piensa en el resentimiento como un sentimiento de ira *enconado*, un pensamiento que te ronda por la cabeza mucho tiempo después de que la ira haya hecho efecto. Anótalos todos, tanto si te parecen justificados como si no son más que un enfado habitual. Es mejor poner de más que quedarse corto.

Cuando uno nota un resentimiento, lo más probable es que se *parezca* a esto: «Estoy harto de mi mujer; ya está otra vez enfadada».

Sin embargo, cuando haces la Práctica diaria, escribes este resentimiento de una manera especial, algo como esto: «Estoy resentido con mi mujer porque tengo miedo de que esté enfadada otra vez».

En este caso, «mi mujer» es el *objetivo* y «que esté enfadada otra vez» es la *razón*.

Así pues, ese es el formato de todos los resentimientos: «Estoy resentido con (objetivo) porque tengo miedo (razón)».

Te preguntarás por qué añadimos «porque tengo miedo». En primer lugar, esto nos permite un margen para cuestionar si lo que percibimos es en realidad cierto (a veces lo es, a veces no). Aunque *sepamos* con certeza que tu mujer está enfadada otra vez —ella lo ha dicho y está en la puerta llorando—, decimos: «Tengo miedo de que esté enfadada otra vez», por si acaso.

La segunda razón es que el resentimiento crece cuando la ira se mezcla con el miedo. Así que, si no tuvieras miedo (cosa que nunca ocurriría por mucho tiempo, pero digamos que, hipotéticamente, no lo tuvieras), la ira se te pasaría sin convertirse en resentimiento.

En otras palabras, estás resentido *porque* tienes miedo. Así que escribimos: «Estoy resentido con mi mujer *porque tengo miedo* de que esté enfadada otra vez».

Muchas veces hay un cúmulo de miedos entremezclados en cada resentimiento, por lo que puede ser útil detenerse un momento cuando estás escribiéndolos para ver si hay algo más que añadir: «Estoy resentido con mi mujer porque tengo miedo de que se enfade otra vez. Miedo a que siempre se enfade cuando mis padres vienen de visita. Miedo a que sea grosera con ellos, y miedo a que ahora mi madre se ponga tensa y a que yo acabe perdiendo los nervios».

(Observa que, después de la primera vez que escribes «tengo miedo», puedes poner solo «miedo» para abreviar).

Cuando estás resentido, es importante tener un objetivo. Puede ser alguna de estas cosas:

- Una persona.
- Un grupo de personas (como «los vecinos» o «los dueños del restaurante»).

- Una categoría de personas (delincuentes, «malos conductores» o creyentes de una religión determinada, por ejemplo).
- Una institución (Hacienda).
- Un país.
- Dios (porque no te gusta la condición humana, el clima o las características inmutables de tu cuerpo, por ejemplo).
- Tú mismo (porque te arrepientes de lo que has dicho o hecho).

Tu objetivo siempre es una persona o un grupo (o Dios), pero nunca un sentimiento o un acontecimiento. Puede que nos molesten fenómenos no humanos (por ejemplo, «los plazos» o «la liberación sexual»), pero no nos sirven como objetivos, porque la culpa recae *más allá* de ellos, en las personas que los han hecho posibles.

Te pongo otro ejemplo. Supongamos que te sientes resentido con los profesores de tu hijo porque permiten que sus compañeros sean unos abusones. Esa es la estructura de tu pensamiento, pero, si lo estás escribiendo como parte de tu Práctica diaria, lo redactarías así:

«Estoy resentido con los profesores *porque tengo miedo* de que permitan que los niños sean unos abusones».

He puesto en cursiva la frase «porque tengo miedo» para cerciorarme de que la veas bien. Las personas que se inician en estas técnicas tienden a olvidar esta parte, pero es crucial si quieres aliviar tu resentimiento.

Si te limitas a hacer una lista de resentimientos (sin reconocer el papel que desempeña el miedo como factor agravante), lo único que estás haciendo es despotricar. Los estudios confirman que despotricar no es catártico ni alivia; de hecho, intensifica el resentimiento. Así que incluye siempre «porque

tengo miedo» cuando expreses tus emociones y reflexiona sobre si hay otros miedos que también los estén agravando.

Todo el mundo alberga temores, y los que generan resentimiento suelen tener que ver con la justicia, la supervivencia
y la pertenencia. Los miedos y resentimientos no tienen que
ser reales ni significativos. Se escriben tal como surgen en tu
mente, como un flujo de conciencia. Déjalos salir y pon a cada
uno de ellos en un grupo.

No te explayes; *esto no es un diario*. No intentamos docu-
mentar ni recordar lo que pasó, ni tampoco analizarlo. Nos
limitamos a volcar cada pequeño pensamiento sobre el papel
con las palabras «Tengo miedo» delante. O, si se trata de un
resentimiento: «Estoy resentido con (objetivo) porque tengo
miedo... (la razón)», y luego vuelve a los miedos, en el orden
en que seas consciente de ellos.

No estás en negación. No estás reprimiendo tus sentimientos ni ignorándolos. Lo que haces es sacarlos de tu cabeza y
plasmarlos en un papel para que ese tirano malhumorado que
llevas dentro pueda tomarse unas pequeñas vacaciones durante
unas horas y tú puedas calmarte, estar alerta y ser amable en
tu interior. Cuando te encuentras en este estado, suelen ocurrir
cosas buenas.

Posibles obstáculos que podrías encontrar al escribir

QUIZÁ CONSIDERES NECESARIO FIJARTE UN OBJETIVO EN LA PRÁC-
TICA DIARIA. La meta no es otra que liberarte del desorden mental (miedo y resentimiento), por la misma razón que limpias
tu parabrisas cuando se cubre de hojas mojadas. No tienes
que recoger cada hoja mojada, estudiarla, archivarla en un
cuaderno y catalogarla. No, basta con que las lances a la calle
y sigas conduciendo. Es posible que luego se acumulen más

hojas en tu parabrisas, del mismo modo que pronto volverán a tu cabeza nuevos miedos y resentimientos (y muchos de los antiguos). No obstante, el tiempo que pasas con la mente despejada te brinda la oportunidad de regularte y calmarte, así como de acceder a partes de tu cerebro que no suelen estar a tu disposición. Con el tiempo, estos «respiros» van produciendo un efecto sanador acumulativo que reduce los síntomas del trauma y refuerza las habilidades necesarias para resolver problemas y disfrutar de una vida feliz.

QUIZÁ TE PREOCUPE QUE LA LIBERACIÓN DE TUS MIEDOS Y RESENTIMIENTOS TE DEJE EN UNA SITUACIÓN DE INDEFENSIÓN, pues pensarás: «Si no tengo miedo, se me olvidará hacerme la mamografía». Sin embargo, esa forma de pensar tan ansiosa no es la mejor para recordar citas (un calendario sí lo es). También puedes pensar que tus resentimientos son lo único que te protege frente a quienes intentan aprovecharse de ti, pero el hecho de vivir a la defensiva y con rabia no es buen sustituto de establecer límites.

Con la Práctica diaria, hallarás formas de liberarte del miedo y el resentimiento de forma sana y segura, para que puedas ser una persona alegre y funcional.

HAY A QUIEN LE PREOCUPA QUE DECIR «ESTOY RESENTIDO CON FULANO O MENGANO PORQUE TENGO MIEDO DE QUE ME HAYA HECHO DAÑO» SEA UNA FORMA DE AUTOENGAÑO, ya que el daño fue real. Repito, deja de preocuparte por si tus miedos y resentimientos son reales o irreales, justificados o no. Lo único que tienes que hacer es escribir los pensamientos que te incomodan, identificar y reconocer los miedos y resentimientos implicados.

QUIZÁ TE INQUIETE LA IDEA DE QUE RECONOCER ESOS SENTIMIENTOS OSCUROS PUEDA AGUDIZARLOS. Recuerda, sin embargo, que no estás *desenterrando* pensamientos y sentimientos que no tuvieras ya; lo único que estás haciendo es mencionar los que están invadiendo tu cabeza en este momento. Para liberarte de ellos, es necesario identificarlos, escribirlos y, sobre todo, soltarlos o pedir que se vayan. Rumiarás menos y pensarás con más claridad en tu presente.

Relájate y observa hacia dónde te conduce la Práctica diaria

Aunque en este ejercicio no *buscamos* patrones, es posible que los detectes y adquieras una mayor perspectiva y comprensión. Te resultará más fácil distinguir entre un problema real y otro que no lo es. Reconocerás si estás reaccionando de manera exagerada o si un asunto requiere que le prestes atención. Los pensamientos acelerados que tienden a dar vueltas en tu cabeza se calmarán por un tiempo.

El propósito de este ejercicio de escritura tan específico es soltar estos miedos y resentimientos. ¿Y adónde van a parar? A veces empezarás el ejercicio con la cabeza llena de preocupaciones y te olvidarás de la mayoría al terminar. Algunas inquietudes cobrarán nitidez y te impulsarán a actuar.

Confía en el proceso y asume que tu mente sabe qué olvidar y qué recordar. Suelo comparar la escritura con el WD-40, el producto que desintegra el óxido y deja las piezas metálicas impecables y a punto. Tu Práctica diaria está ayudando a tu mente a organizarse, a que olvide algunas ideas y dé prioridad a otras. Cuanto más libre esté de pensamientos confusos, más espacio habrá para la inspiración, la intuición y la perspicacia.

Escribe durante el tiempo que te haga falta hasta que encuentres un poco de descanso y alivio, si te es posible. En los días más ajetreados puede que solo te quede tiempo para redactar: «Tengo miedo de no tener tiempo para escribir». Y no pasa nada. En los días más duros, puede que incluso llores mientras escribes y te lleve hasta una hora. Y eso también está bien. Pero casi siempre es suficiente con que le dediques entre cinco y quince minutos para que te sientas satisfecho. Cuando eso ocurra, será el momento de dejarlo.

La despedida

Todo el trabajo de escritura tiene como meta este momento: un cierre en forma de oración escrita donde pides que desaparezcan tus miedos y resentimientos. Si prefieres un enfoque no religioso, puedes simplemente «soltarlos» (consulta los ejemplos de la página siguiente).

Sea como sea, no te saltes la despedida, pues sin ella lo único que estarás haciendo es una lista de problemas. Puede resultar útil redactar con el final en mente. Escribe tus miedos y resentimientos como si fueran una oración o una confesión de aquello que te está perturbando, como una preparación para el momento en que los liberes o pidas que desaparezcan.

Te sugiero que elijas uno de los dos formatos siguientes mientras te familiarizas con la técnica:

DESPEDIDA ESPIRITUAL: «Ya estoy lista, y te pido humildemente, Señor, que elimines estos miedos y resentimientos. Rezo para conocer tu voluntad para mí en este día y para tener la fortaleza de cumplir con ella».

DESPEDIDA LAICA: «Ya estoy lista, y por este medio libero mis miedos y resentimientos para tener una visión más clara de lo que debo hacer hoy, así contaré con la atención, la energía y la calma interior necesarias para lograrlo de la mejor manera posible».

Luego firma con tu nombre: «Con cariño, Anna».

En la primera versión (la que yo siempre he utilizado), es posible que reconozcas el lenguaje de los doce pasos, pues refleja los orígenes de estas técnicas en los pasos diarios que aprendí cuando empecé.

Cuando lleves una semana haciendo la Práctica diaria de forma sistemática, ya sabrás lo esencial y podrás personalizar tu despedida si lo deseas. Te recomiendo que respetes el espíritu general de las palabras que contienen estas cuatro intenciones:

1. «Ya estoy listo».
2. «Quiero liberarme de estos miedos y resentimientos».
3. «Necesito saber hacia dónde deben dirigirse mis pensamientos y esfuerzos».
4. «Busco el poder interior para actuar según este conocimiento».

Ahora que has terminado de escribir, es el momento de destruir lo que has redactado. Recuerda que esto no es un diario, así que no tienes que releer las páginas ni consultarlas en un futuro. (A excepción de si trabajas con un compañero o mentor y tienes intención de leerle lo que has escrito ese día. Hablaré de los compañeros en el apéndice).

El objetivo de la escritura es liberar tus miedos y resentimientos. Las páginas deben ser un lugar seguro en el que puedas decir la verdad sobre lo que te pasa por la cabeza, incluidos los pensamientos más feos y bochornosos que tengas sobre tu vida y las personas que conoces. Por tanto, tritura o quema tus escritos cuando hayas terminado. No hace falta destruir las páginas para liberar los miedos y resentimientos (eso ya se ha cumplido con la despedida); las eliminas para preservar tu intimidad y evitar que otras personas se sientan ofendidas.

He aquí un ejemplo de lo que serían los miedos y resentimientos, con su correspondiente despedida:

«Tengo miedo de no haber dormido lo suficiente. Miedo a que la falta de sueño empeore mi TDAH. Miedo a estar siempre cansada. Miedo a no poder hacer ejercicio por este motivo. Miedo a que ahora me queden fatal mis vaqueros favoritos. Miedo a no quedarme dormida a una buena hora esta noche. Estoy resentida con L. porque tengo miedo de que ronque y no me deje dormir. Miedo a que no haga nada por evitar los ronquidos porque (miedo) no le importo. Miedo a estar siempre con gente a la que no le importo. Miedo a sentir que tengo que ocultar mi enfado, si no espantaré a L. y se marchará. Miedo a que si se va ya no pueda permitirme seguir viviendo aquí. Miedo a que sea solo cuestión de tiempo que se vaya y (miedo) a que sea yo la primera en irme».

DESPEDIDA ESPIRITUAL: «Ya estoy lista, y te pido humildemente, Señor, que elimines estos miedos y resentimientos. Rezo para conocer tu voluntad para mí en este día y para tener la fortaleza de cumplir con ella.

»Con cariño, Jane».

O bien…

DESPEDIDA LAICA: «Ya estoy lista, y por este medio libero mis miedos y resentimientos para tener una visión más clara de lo que debo hacer hoy, así contaré con la atención, la energía y la calma interior necesarias para lograrlo de la mejor manera posible.

»Con cariño, Jane».

Después de escribir, relaja tu mente con la meditación

Una vez que termines de escribir, es el momento de que te sientes y te relajes con una meditación de veinte minutos. Cuando comencé con la Práctica diaria, una amiga me recomendó la meditación trascendental, y me pareció que era lo bastante reconfortante y adaptable como para poder seguir el horario sugerido de veinte minutos, dos veces al día.

Tal vez practiques otro método, y en ese caso te resultará más fácil seguir tu técnica habitual (lo que queremos es que el proceso sea lo más sencillo posible).

Si no tienes una práctica establecida, puedes probar mi técnica de meditación supersencilla, que te acompañará durante el tiempo que quieras. Si la escritura y la meditación te son útiles y piensas continuar, tal vez te interese buscar un profesor y aprender a meditar en serio; he observado que a mis alumnos les suele ir muy bien.

Cómo meditar con la técnica supersencilla

Otras técnicas de meditación se centran en la respiración, en liberar la mente o en observar los pensamientos, mientras que el objetivo de la meditación supersencilla es relajarse. El trabajo de esta práctica se desarrolla mientras escribes y va seguido de una meditación reposada, un momento en el que el cerebro y el sistema nervioso descansan y se re-regulan, para que después te encuentres más despierto y renovado. Con un poco de suerte, es posible que te aborden pensamientos nuevos e inspiradores. No importa cómo te sientas, la práctica seguirá haciendo su trabajo, aunque la mayoría de los días no sucederá nada extraordinario.

- Busca un lugar donde puedas sentarte cómodamente con los ojos cerrados durante veinte minutos, sin que nadie te moleste y en un entorno seguro.
- Siéntate y adopta una postura erguida, sin apoyar la nuca sobre ningún objeto. Puedes poner los pies en alto, envolverte en una manta o acomodarte de cualquier otra forma.
- Programa un temporizador para no tener que estar mirando la hora, si dispones de uno.
- Para que puedas enfocarte en el descanso (en lugar de en el pensamiento), puedes recitar un mantra. Vale con un sonido sin significado o con una palabra que tenga sentido para ti, pero que sea neutral y que repetirla te resulte relajante, como «bien» o «esto». Yo no recomiendo recurrir a palabras que suenen a objetivos u órdenes (como «Amaos los unos a los otros» o «Puedes hacerlo»), ya que la finalidad es dejarse llevar y relajarse para que la Práctica diaria pueda cumplir con su propósito.
- Si no eres capaz de aguantar sentado veinte minutos, haz lo que puedas, pero ten en cuenta que obtendrás mejores resultados con veinte minutos de meditación, dos veces al día.
- Si te olvidas de enfocarte en el mantra y empiezas a pensar, no pasa nada. Vuelve al mantra con calma en cuanto te des cuenta de que tu mente estaba divagando.
- Si te distraes (por ejemplo, si entra alguien en la habitación o llaman al timbre y tienes que contestar), haz una pausa en la meditación y ocúpate del asunto, pero después vuelve a sentarte y completa los veinte minutos.
- Si te duermes durante la práctica, no te preocupes. Retoma el mantra y sigue hasta que hayan pasado los veinte minutos.
- Si hay ruido a tu alrededor, tampoco pasa nada. Es bueno aprender a meditar con distracciones.

- Si te cuesta mucho dejar de pensar, puedes dedicar más tiempo a la escritura antes de tu próxima meditación. Escribir ayuda a calmar ese ruido mental.
- Si al meditar surgen pensamientos de miedo, puedes acortar las sesiones de momento.
- Si ya practicas una técnica de meditación y te va bien, sigue con ella. Pero, si no te está funcionando, te animo a probar mi estilo. A veces, logra mejores resultados porque es más fácil ser constante con él.
- Lo ideal es meditar dos veces al día, ya que es lo más efectivo para re-regular tu mente. Pero, si un día te saltas una sesión, no te preocupes.
- Meditar con otras personas puede resultar muy reconfortante, ya sea en el mismo espacio o a través de una videollamada (si tus compañeros no viven cerca). En serio, es casi como si estuvierais meditando juntos en la misma sala.
- Cuando suene la alarma del temporizador, abre los ojos con calma y tómate uno o dos minutos para salir de la meditación. ¡Ya has terminado!

Al iniciar la Práctica diaria, dedica un tiempo a observar cómo te sientes después. Si te pasa como a mí, puede que te cueste quedarte quieto durante veinte minutos. Esto es normal y no significa que lo estés haciendo mal.

Aunque hayas notado inquietud, la meditación te está brindando el descanso que necesitas para seguir con la práctica. Ten presente que el TEPT infantil es una lesión neurológica, y el tiempo que pasas descansando permite que tu sistema nervioso se recupere. Esta clase de sanación silenciosa no ocurre cuando estás ocupado haciendo otras cosas o viendo la televisión. Meditar veinte minutos, dos veces al día, genera un cambio profundo en tu cerebro y en tu cuerpo.

Habrá días en que quizás no tengas tiempo para hacer tu Práctica diaria dos veces; en este caso, puedes hacerla solo una vez. Y si no logras meditar veinte minutos, empieza con diez, pero trata de crear espacio en tu vida para sanar tu sistema nervioso con dos meditaciones de veinte minutos.

Confía en el proceso, ya que, al plasmar todos tus miedos y resentimientos, aquello que de verdad requiera tu atención seguirá ahí cuando termines, y lo demás podrá desvanecerse de tu memoria con tranquilidad.

Imagina que llevas un montón de ropa sucia y trapos a una lavandería. Media hora después, abres la puerta y te encuentras con un paquete ordenado de ropa limpia y doblada, envuelto en papel azul. Los trapos ya no están. Algo así es lo que consigue la Práctica diaria: limpia nuestros pensamientos y nos los devuelve mejor organizados.

Consejos para llevar a cabo la Práctica diaria

Aquí te dejo algunos consejos que te ayudarán a introducirte en la práctica y a aplicar las técnicas a diario, a partir de hoy mismo:

- Escribe a primera hora de la mañana y luego otra vez por la noche. Si quieres, puedes escribir más veces, pero al menos procura hacerlo dos cada día.
- Quizá estés pensando en recurrir a la Práctica diaria solo de vez en cuando, como quien se toma una aspirina, pero el objetivo es hacerla con regularidad, igual que cepillarse los dientes. Por ello, repítela dos veces al día, ya te sientas bien o mal.
- Escribe cuanto necesites hasta que te encuentres mejor (al menos un pelín mejor que antes de empezar).

- Medita en cuanto acabes de escribir, pero no más de dos veces al día.
- No hace falta redactar bien ni buscar conclusiones. No es un diario.
- No creas que la liberación de miedos y resentimientos va a dejarte sin recursos y sin capacidad para poner límites o actuar ante los problemas. Confía en que la descarga de pensamientos perturbadores te aportará una mayor lucidez y eficacia.
- Procura no dejar tus escritos donde otras personas puedan leerlos y sentirse ofendidas. Tritúralos, quémalos o escribe de forma ilegible.
- Cuando termines, elige una de las despedidas que te propongo o invéntate la tuya propia. Echa mano de tu imaginación para visualizar esos pensamientos liberados (o eliminados) de tu mente. No te aferres a ellos ni desentierres toda tu vida en un día. Limítate a escribir y a deshacerte de cualquier pensamiento que te perturbe y te desregule en este momento. Al haber menos desregulación, dispondrás de más claridad y fuerza para hacer algo bueno con tu día y con tu vida.

En el apéndice encontrarás una lista completa de las preguntas más frecuentes sobre la Práctica diaria.

TU PRIMERA PRÁCTICA DIARIA

Para sacar el máximo partido a este libro, te recomiendo que empieces ahora mismo con la Práctica diaria, antes de pasar al siguiente capítulo. Puedes descargar una copia imprimible del formato en **re-regulated.com**, así te servirá de guía mientras vas familiarizándote con él.

- Usa un bloc de notas, no un diario; estás sacando la basura de tu cabeza y no vas a necesitar las páginas más adelante.
- Si aún no lo has hecho, dedica al menos diez minutos a escribir tus miedos y resentimientos, seguidos de la despedida con el formato que te he propuesto.
- Lo ideal es que tritures lo que has escrito justo después, pero esta primera vez no pasa nada si lo guardas durante un tiempo hasta que aprendas cómo se hace y puedas escribir sin fijarte en el formato. No dudes en consultar este capítulo para cerciorarte de que el formato es el correcto.
- Cuando termines de escribir, siéntate y cierra los ojos para hacer una pequeña meditación de al menos cinco minutos. Cuantos más, mejor. Puedes llegar a los veinte minutos en los próximos días.
- Cuando hayas acabado con la meditación, tritura o quema el papel en el que has escrito y listo.

PARA TU DIARIO
· · · · · · · · · · · ·

- Después de tu primera Práctica diaria, observa tus sensaciones y anota cualquier cambio que percibas.
- Tal vez quieras apuntar la fecha de hoy para que siempre recuerdes el día en que empezaste.

¡Enhorabuena! Has completado tu primera Práctica diaria. Con las herramientas que tienes, ya puedes avanzar al siguiente capítulo, en el que empezarás a trabajar en el taburete de tres patas del trauma: desregulación, desconexión y conductas autodestructivas. Aquí es donde comienza el verdadero cambio.

CAPÍTULO 4

El síntoma principal del TEPT infantil: la desregulación del sistema nervioso

D E ENTRE TODO LO QUE APRENDERÁS en este libro, lo más importante es el papel que desempeña la desregulación en el desarrollo de los síntomas del trauma.

Ya he hablado de ello en cada capítulo. Ahora ha llegado el momento de profundizar en el tema para que dispongas de las herramientas que te permitan reconocer al instante si sufres una desregulación, ya sea neurológica o emocional. También aprenderás algunas medidas prácticas que te ayudarán a re-regularte con rapidez y a seguir en este estado la mayor parte del tiempo.

En el capítulo 5, te enseñaré a identificar las emociones y vivencias que *activan* la desregulación, tanto neurológica como emocional, para que puedas evitarlas, o bien calmar tu reacción ante ellas. Y en el capítulo 6, aprenderás a reconocer y controlar la desregulación emocional (esa que los demás advierten con más facilidad).

Si te pasa como a mí, hace tiempo que intuyes que hay algo «fuera de lugar» y diferente en ti: ciertas cosas en la vida que son fáciles para otras personas pueden resultarte casi imposibles. A mí también me ocurre lo mismo. Antes de sanar, mis estados mentales y emocionales eran caóticos. Muchas veces me sentía inquieta o aturdida, estresada o exhausta. A ratos atravesaba buenas rachas en las que me llenaba de energía y optimismo, pero después, casi siempre por cosas sin importancia, como tener prisa o que algo me sorprendiera, volvía a estresarme y a ponerme nerviosa. Si sentía que me habían hecho daño, mis emociones se disparaban de una manera desproporcionada en relación con lo que estaba sucediendo. A medida que me hacía mayor —aunque llevaba años en terapia—, los síntomas empeoraban, nunca iban a mejor, y los altibajos (sobre todo los arrebatos de ira) deterioraban mis relaciones. Mi incapacidad para concentrarme frenaba mis perspectivas laborales y profesionales.

En aquel momento, creía que era una persona antipática o que estaba «condenada» a fracasar una y otra vez. Era incapaz de ver el patrón. Tampoco me dijeron que mostraba los signos de desregulación típicos de las personas que han crecido siendo víctimas de malos tratos y desatención, ni que *podía* aprender a re-regularme. No me lo dijeron porque no lo sabían.

Ahora ya lo sabemos, y por fin se nos abre *de par en par* la posibilidad de sanar los traumas del pasado a personas como tú y como yo.

Todo empieza por aprender a re-regularse. Y, para ello, primero tenemos que entender cuándo se produce la desregulación.

Los signos de la desregulación

Algunos de estos puntos te resultarán familiares, ya que aparecen en la lista general de síntomas de TEPT-C del capítulo 1, donde se incluyen varias señales de desregulación y otras manifestaciones del trauma.

La siguiente lista de preguntas amplía la información. A medida que la vayas leyendo, toma nota de cuántos de estos síntomas has presentado y de cuáles te afectan con más frecuencia.

- ¿Tiendes a «desconectar» en momentos inoportunos, por ejemplo en medio de una conversación o cuando ocurre algo estresante?
- ¿A menudo te sientes disperso, tratas de hacer muchas cosas a la vez y no terminas nada?
- ¿Te vuelves torpe con frecuencia, tropiezas con las cosas o se te caen?
- ¿Alguna vez has notado que no llegas a sentir del todo algunas partes de tu cuerpo, como las manos, la boca o la cara?
- Cuando te estresas, ¿cambia tu letra al escribir?
- ¿Te sucede que, tras una gran conmoción emocional, te invade una sensación de vacío? ¿Notas que tu cara se vuelve inexpresiva o se te apaga la voz cuando estás disgustado?
- ¿Te cuesta prestar atención, incluso en momentos vitales?
- ¿Tienes problemas de memoria a corto plazo?
- Cuando estás hablando, ¿se te olvidan las palabras o te cuesta completar las frases?
- ¿Alguna vez te has olvidado de dónde estás? Por ejemplo, ¿te has perdido en un lugar conocido o te cuesta recordar rutas que te son familiares mientras conduces?
- ¿Te agobias con facilidad en determinados entornos (como en las aglomeraciones)?
- Cuando estás intentando hacer algo cotidiano (sobre todo si tienes prisa o estás bajo presión), ¿te pones de los nervios y no puedes seguir adelante?
- Cuando te enfadas o te sientes molesto con alguien, ¿alguna vez tienes la urgencia de expresar tus sentimientos, aun sabiendo que tu intensidad emocional puede empeorar las cosas?
- ¿Tu ira te ha acarreado problemas en la vida, por ejemplo ha arruinado relaciones, te ha puesto en peligro o te ha metido en líos con la justicia?

- ¿Te agobias tanto cuando estableces límites o te defiendes que acabas por rendirte o ceder?

PARA TU DIARIO

- ¿Cuántos de estos signos de desregulación has notado?
- ¿Cuáles ocurren solo de vez en cuando? ¿Cuáles son más frecuentes?
- ¿La desregulación te ha puesto alguna vez en peligro o ha hecho mella en alguna de tus relaciones?

¿Qué significa exactamente estar *desregulado*?

La *desregulación* hace referencia a un patrón disruptivo de reactividad en el funcionamiento del sistema nervioso. Cuando se desencadena, provoca un cambio del estado equilibrado por defecto del sistema nervioso a uno *desregulado*. En otras palabras, todo «se descontrola».

Imagina que tu estado regulado es como una melodía de piano que alguien está tocando con gran maestría. La desregulación es como si un gato saltara sobre las teclas mientras el pianista sigue tocando, e invade la música con notas erróneas que suenan al azar. El pianista no puede concentrarse y deja de tocar. Del mismo modo, la desregulación es una intrusión de actividad perturbadora en el sistema nervioso que impide su correcto funcionamiento.

Todo el mundo se desregula a veces, pero la mayoría volvemos a regularnos sin darnos cuenta. Sin embargo, las personas que han sufrido maltrato o negligencia en la infancia pueden pasar más tiempo en este estado, y tal vez tengan más dificultades para re-regularse que los demás.

Algunos signos son evidentes, como los arrebatos emocionales o la frecuencia cardíaca acelerada. Pero otros son más difíciles de percibir, como la sincronía de los latidos con la frecuencia respiratoria. Cuando estás regulado, el ritmo cardíaco y la respiración fluyen a la perfección, el pulso aumenta ligeramente cada vez que inhalas y se ralentiza cuando exhalas (la variación en el tiempo entre dos latidos se denomina variabilidad de la frecuencia cardíaca, y refleja la salud cardiovascular y el estado del sistema nervioso).

Mientras estás desregulado, tu corazón puede latir de forma irregular y desincronizarse con tu respiración. Esto (como sabemos en la actualidad) puede aumentar el riesgo de enfermedades e infecciones, y todo ello sin que *tú* te des cuenta de que algo va mal.

Por lo general, la desregulación no está sujeta a un control consciente, aunque hay aspectos de ella que se pueden percibir y modificar de forma intencionada.

Vivir en este estado la mayor parte del tiempo es algo habitual en quienes hemos sufrido traumas durante la infancia. Es posible que nunca hayas encontrado una palabra para referirte a ello ni hayas recibido ayuda para solucionar los problemas que te causó. Si te ocurre como a muchos de nosotros, te culpabas por pasarlo tan mal haciendo cosas que a los demás les resultaban sencillas, pero ahora sabes que se trata de una afección neurológica y que no es tu culpa.

La desregulación emocional, que es un componente de la desregulación del sistema nervioso, puede presentarse en cualquiera, aunque es muy común en personas traumatizadas. Los desencadenantes emocionales son difíciles de controlar y pueden distorsionar la percepción de lo que ocurre en realidad. Las emociones pueden ser positivas (como enamorarse) o negativas (como ser rechazado), pero, cuando están desreguladas, se vuelven desproporcionadas en relación con la situación en cuestión, a veces *demasiado* y este es un aspecto del TEPT-C que puede afectar gravemente a las relaciones y que a menudo está implicado en comportamientos abusivos.

Trataremos este tema con más detalle en el capítulo 6. Aquí exploraremos la *desregulación del sistema nervioso*, que es menos visible para los demás (y, por lo tanto, menos comprendida), pero que puede verse y medirse de forma objetiva. Un electroencefalograma (EEG) puede medir las ondas cerebrales y mostrarlas en un informe impreso mediante con una serie de líneas onduladas que representan la actividad cerebral en tiempo real. Cuando una persona sin traumas responde a un estímulo del tipo que sea (un ruido, una caricia o alguien que le habla, por ejemplo), verá que las líneas fluyen siguiendo un patrón coordinado, como una corriente de agua que se desplaza con suavidad. Los escáneres cerebrales de personas traumatizadas en la infancia muestran algo muy distinto: las líneas están algo desincronizadas, en un patrón caótico, como el agua que corre por un río lleno de rocas. Aunque el estímulo no sea especialmente aterrador o intenso, se observan patrones irregulares. Uno de los motivos es que el trauma dificulta al cerebro el procesamiento de la información o la eliminación de datos irrelevantes, de modo que hay mucha actividad cerebral superflua (que es como se *percibe* la desregulación neurológica).

Los estudios que utilizan imágenes de resonancia magnética de personas que han sufrido traumas y que tienen pensamientos estresantes muestran también un cambio evidente en la actividad cerebral. Por ejemplo, el lóbulo frontal izquierdo, donde se produce el razonamiento, se vuelve menos activo; al mismo tiempo, el lóbulo frontal derecho, que procesa las emociones, se ilumina. Lo ideal sería que, cuando algo te emociona, tu capacidad de razonar también estuviera activa para ayudarte a interpretar lo que ocurre y lo que debes hacer. Sin embargo, cuando se padece TEPT-C, se suprime el razonamiento y se amplifican las emociones (lo que coincide con la sensación de desregulación emocional).

Algunos expertos consideran que la desregulación podría surgir como una respuesta defensiva ante el estrés extremo durante el desarrollo del cerebro en la infancia. Tal vez nos volvimos hipervigilantes para protegernos del peligro o aprendimos a disociarnos para soportar situaciones de las que no podíamos escapar. Cuando nuestra respuesta a lo que nos rodea se mueve entre una vigilancia irracional y (aparentemente) la falta total de esta, es fácil ver por qué las personas traumatizadas a veces se muestran paranoicas frente a los peligros y, en otras ocasiones, tropiezan con la misma piedra una y otra vez. Esas situaciones en las que *prometes* que no volverás a cometer el mismo error, y lo *dices* con convicción, pero luego te das cuenta de que lo has vuelto a hacer son manifestaciones de la desregulación. A las personas que no sufren este problema les cuesta entender nuestro comportamiento.

Si una parte de tu cerebro no funciona bien, te vuelves más vulnerable y no estás del todo en tus cabales. Te cuesta prever los riesgos de tus decisiones impulsivas. Tu percepción está distorsionada y sueltas cosas que en realidad no piensas. Puede que tus pensamientos te parezcan lógicos en ese momento, ¡pero eso es porque estás operando solo con la mitad de tu cerebro!

¿Qué sensaciones provoca la desregulación?

Quienes pasamos por una infancia dura, a veces vamos por la vida sintiendo (o sabiendo) que somos un poco diferentes a los demás. El mero hecho de estar desregulado es un problema que puede complicar sobremanera las pequeñas tareas cotidianas. Asuntos como tener una cita, pasar tiempo a solas, expresar una opinión o comprarse unos zapatos pueden desestabilizar nuestro sistema nervioso y sumirnos en una neblina de falta de energía y procrastinación durante horas... o días.

Estar desregulado es una sensación horrible, aunque en ocasiones podemos «abandonarnos» a ella, ya que la forma en que bloquea nuestra capacidad de desenvolvernos bien es una especie de vía de escape. Cuando no puedes hacer nada, ¡al menos puedes tumbarte!

Sin embargo, la desregulación tiene muchas facetas que no se pueden percibir de modo directo. En su lugar, es posible que solo notes los problemas «secundarios» que causa en tu salud física, en tu función cognitiva y en tus relaciones. Quizá sientas un intenso dolor de espalda, luches por no perder la noción del tiempo o te enfades con los miembros de tu familia, pero te has prometido una y otra vez que vas a mejorar sin darte cuenta de que, si no aprendes a re-regularte, la curación puede volverse casi imposible.

Aparece un desencadenante y tu sistema nervioso herido reacciona. Las hormonas del estrés empiezan a circular, las ondas cerebrales se vuelven irregulares y los mismos pensamientos y comportamientos impulsados por el trauma que ya te han causado problemas antes vuelven a manifestarse, casi de forma automática.

Primero es una sensación, como el comienzo de una migraña o una droga que corre por las venas. Pronto le siguen las conductas o reacciones, como los arrebatos emocionales y el entumecimiento, la pérdida de concentración y la dificultad para concluir los pensamientos. A veces resulta imposible terminar las tareas que se estaban llevando a cabo. Además, te cuesta prestar atención: estás rumiando algo que recuerdas mientras intentas atender a lo que tienes delante, como cuando lees el mismo párrafo una y otra vez, pero te vas distrayendo y no te acuerdas ni de lo que acabas de leer *ni* de lo que te distraía.

Cuando estoy desregulada, me vuelvo torpe, tropiezo y se me caen las cosas. Una vez rompí cuatro platos el mismo *día*, en momentos diferentes. Me doy cuenta de que he caído en este estado porque, entre otras cosas, me cambia la letra y se me duerme la nariz.

Tal vez hayas sentido los síntomas de la desregulación y hayas dicho que «te encontrabas descolocado» o «fuera de tu cuerpo», o quizá hayas bromeado diciendo que son «los achaques de la edad». Puede que te criticaras y te avergonzaras de ti mismo (y, claro, el sentimiento de vergüenza puede desencadenar más desregulación).

Este desequilibrio también puede extenderse al pensamiento y a las emociones. A muchas personas nos lleva a tener ideas sombrías, y es entonces cuando corremos el riesgo de decir cosas crueles o de hacer algo que no queremos: ofender a otras personas, poner en peligro nuestras relaciones o quedarnos callados y abstraídos en el momento más inoportuno. Quizá nos sintamos desesperados y actuemos de forma impulsiva o arremetamos contra alguien. Aunque estos síntomas parezcan meros problemas de conducta, ya puedes ver cómo se inician con la desregulación.

Después de un arrebato, pasamos por una fase en la que *no* sentimos o no somos capaces de mostrar sentimientos. Es como si se hubieran separado de nuestra conciencia y, en ese estado (disociación), a veces actuamos con frialdad hacia las personas a las que acabamos de ofender.

La maestra de preescolar de mi hijo se molestó una vez porque, al informarme sobre el mal comportamiento del niño ese día, mi rostro se mostró inexpresivo. A ella le pareció que era indiferencia y me acusó de no interesarme por mi hijo, cuando en realidad era todo lo contrario: me preocupaba tanto (estaba muy avergonzada) que me disocié y mi rostro se quedó sin expresión.

Estas reacciones no se deben necesariamente a que alguien sea malo, egoísta o débil, aunque todos mostramos algunas flaquezas. Se manifiestan en nosotros —o empeoran— porque el cerebro está desregulado. Hasta ahora, nadie lo sabía: ni los médicos, ni los terapeutas, ni los maestros de preescolar. Nadie sabía por qué reaccionábamos como lo hacíamos y por qué éramos así. Y la gente nos juzgaba por ello tanto como nosotros nos juzgábamos a nosotros mismos.

Pero ahora sí lo *sabemos*. Se llama desregulación.

LLEVA UN REGISTRO DE TUS EPISODIOS DE DESREGULACIÓN Y RE-REGULACIÓN

En tu diario, anota toda la información que te ayude a reconocer y a recordar tu propia tendencia a la desregulación: cuándo suele ocurrir, qué sientes y qué te devuelve a la normalidad. A medida que vayas anotando estas experiencias cada día, serás más consciente de tu patrón. También es una buena herramienta para ayudarte a identificar cuáles son tus desencadenantes, algo que trabajarás en el capítulo 5.

Presta atención a los momentos en los que te sientes frustrado, abrumado, sensible, confuso, olvidadizo o ausente. Si puedes darte cuenta de cuándo se producen estos síntomas, pregúntate si hay algo que pueda haber desencadenado la desregulación. Anótalo y, más tarde, cuando ya estés más tranquilo, centrado y regulado, apúntalo también.

Te propongo un modelo: en tu diario, abre una página nueva, traza una línea en el centro y escribe los títulos. En un lado anota lo que te desreguló y en el otro lo que te ayudó a re-regularte. Escribe todo lo que quieras; con estas anotaciones breves a lo largo de varios días podrás ver el patrón e identificarás los factores desencadenantes de tu desregulación.

¿Cuándo me desregulé? ¿Hubo algún desencadenante? ¿Fue algo externo o fue una sensación/un recuerdo? ¿Qué sentí?	Después de lo ocurrido, ¿cuándo volví a regularme? ¿Qué me ayudó? ¿Qué sentí?
Esta mañana, cuando he roto sin querer la cafetera, me he enfadado muchísimo y le he dado una patada a la puerta del armario. Me sentí frustrada y apurada. También desesperada porque todo lo que compramos se estropea.	Me sentí alterada durante una hora. Se me pasó cuando me acerqué al buzón; estar fuera me hizo olvidar que estaba enfadada. El sol me sentó bien.
Llegué tarde al trabajo. Qué vergüenza. Hice esperar a todo el mundo y tuve que meterme corriendo en la reunión. Luego no encontraba los folletos. Me puse nerviosa. Le grité a Lisa. Más vergüenza.	Mis compañeros de trabajo dieron su visto bueno a la presentación. Cuando me lo dijeron, me sentí más tranquila. Salí a caminar a paso ligero a la hora del almuerzo y me tranquilicé. Escribí algunos miedos y resentimientos hasta que pude pensar de nuevo.
Sadie me dijo que yo estaba muy intensa y me colgó. Sentí rabia y desesperación por que volviera a hablar conmigo (pero no llamó, y menos mal). Me agobié mucho. Me olvidé de cenar. Lloré.	Llorar sirvió de algo. Me sentí triste pero regulada.

¿Por qué es tan importante aprender a re-regularse?

El objetivo de la re-regulación es que te sientas bien la mayor parte del tiempo, que te encuentres estable por dentro y con la mente despejada, en sintonía con lo que ocurre a tu alrededor. Estar regulado ayuda a que tus emociones sean una respuesta genuina a las personas y a las experiencias, no meras proyecciones del pasado. Contribuye a que tu respuesta al estrés tenga las proporciones justas para que puedas establecer vínculos saludables con las personas y no te apegues a ellas al instante o las alejes. También puede ayudarte a detectar las señales de alarma antes de dejar entrar en tu vida a gente destructiva.

Algunas personas sostienen que, cuando están reguladas, sienten como si todas sus neuronas volvieran a funcionar o como si sus sentidos regresaran a la vida.

Es *agradable* estar regulado. Y te cuento un pequeño secreto: ¡ya sabes cómo alcanzar este estado! El siguiente paso consiste en perfeccionarlo. Requiere práctica, pero puedes empezar a notar cambios enseguida. Eres libre de enfocarte en lo que te hace feliz y de abandonar aquello que te causa problemas. Puedes contribuir al mundo en la forma en que estás destinado a hacerlo, sin esa carga extra de drama y confusión que ha socavado tu progreso y sigue destrozándote.

Es probable que, por instinto, hayas anhelado la calma y la concentración toda tu vida; esta capacidad de regular tu sistema nervioso y tus emociones siempre ha formado parte de ti. Cuando aprendes a acceder a ella, puedes transformar todas las facetas de tu vida.

Aprender a re-regularse forma parte de la vida

Imagina a un recién nacido angustiado: tiene la piel roja, los músculos rígidos, arquea la espalda y llora desconsolado. Los recién nacidos aún no han aprendido a regularse, y esto es lo que les pasa. Cuando uno de los padres los sostiene en brazos y los alimenta, se calman enseguida y pasan de un llanto desesperado y desregulado a un estado de autorregulación tranquilo, reconfortado y alerta.

Recuerdo haber sido testigo del cambio en mis propios hijos cuando los cuidaba de bebés. Intuía que sus cuerpos se «desequilibraban» cuando tenían hambre o se alteraban, y que, de algún modo, la comida, el roce y mi atención afectuosa y directa reorganizaban sus cuerpos. Esto se llama *corregulación*, y los nuevos estudios demuestran que todas las personas —adultos, niños e incluso animales— suelen adaptarse al nivel de regulación (o desregulación) de los demás.

Por eso, la falta de atención y cuidados puede perjudicar al desarrollo normal del sistema nervioso y a la autorregulación del niño. Y también explica por qué los padres que están desregulados pueden tener dificultades para ayudar al pequeño a autorregularse. Puede crearse un círculo vicioso: el niño llora de forma desconsolada y el padre o la madre se vuelven más desregulados, lo que agita aún más al niño, por mucho que el padre o la madre actúen para consolarle. Sus sistemas nerviosos se *perciben* entre sí. Mucha gente me pregunta cómo puede ayudar a sus hijos y familiares a salir de este estado, y mi respuesta es, en primer lugar, que aprendan a re-regularse a sí mismos. Además, al final de este capítulo he incluido algunos consejos para que puedas ayudar a otra persona a re-regularse también.

Ahora que eres consciente de esa sensación y la has relacionado con los síntomas de la desregulación, quizá estés teniendo un momento de revelación. Aquí es donde la cosa se pone interesante.

También es posible que hayas empezado a detectar la desregulación *en todo el mundo*: en ti mismo, en amigos, en familiares y en compañeros de trabajo, en desconocidos por la calle, en personajes famosos o incluso de ficción en la literatura. ¡Es cierto! Algo que pensabas que era un defecto personal ahora puede ser liberado como un síntoma normal y sin culpa, con la certeza de que la sanación se está produciendo en este momento.

Repasemos lo que se ha tratado sobre la desregulación y en qué consiste:

- La desregulación del sistema nervioso es el principal síntoma del trauma temprano que conduce a la mayoría de los demás síntomas traumáticos. Hace poco que se ha reconocido su papel en el TEPT-C.
- Si bien es cierto que cualquier persona puede sufrir una desregulación en algún momento y con el tiempo volver a regularse, quienes padecen TEPT-C lo manifiestan con mayor frecuencia y siguen en este estado durante más tiempo que el resto de la población.
- La desregulación está provocada por un desencadenante: un estímulo externo (como un ruido fuerte o un amigo que no para de interrumpirte, por ejemplo) o interno (un recuerdo, un pensamiento, una sensación de dolor físico, etc.).
- Cuando una persona está desregulada, puede sentir algunas señales —físicas, mentales y emocionales— y otras no.
- Aprender a reconocer que te encuentras en este estado y a re-regularte de inmediato (y seguir regulado) es la mejor manera de avanzar en la sanación.

Los principios básicos de la re-regulación

Dominar este estado de equilibrio puede parecer algo complicado, pero se trata de una destreza que se construye paso a paso. Es un conjunto de acciones y un estilo de vida.

Descubrirás qué es lo que más te ayuda —y encontrarás la motivación para ser persistente— si sigues los pasos que se indican a continuación:

1. Haz la Práctica diaria dos veces cada día.
2. Utiliza tu diario durante las próximas semanas para registrar los momentos de desregulación y la forma en que te vuelves a regular (consulta la página 104 para repasar las instrucciones). Cuando descubras nuevos desencadenantes o estrategias para equilibrarte, no te olvides de anotarlos.
3. Practica ejercicio durante al menos veinte minutos al día, si es posible al aire libre. Corre, camina o haz lo que puedas, a un ritmo lo bastante enérgico como para elevar la frecuencia cardíaca y sudar.
4. Lee y ten a mano la lista de medidas de emergencia para re-regularse que aparece a continuación, así como (si te interesa) los consejos para ayudar a otras personas a hacerlo.

Medidas de emergencia para re-regularse

1. NOTA CUANDO ESTÉS DESREGULADO. ¿Te invaden las emociones? ¿La adrenalina? ¿El pánico? Piensa: «Estoy teniendo una reacción emocional». Esta es una buena ocasión para bajar el ritmo y ser amable contigo mismo y con los demás, para no decir o hacer algo de lo que te arrepientas después.
2. PRIORIZA TU SEGURIDAD. No es un buen momento para conducir un coche, así que aparca y tómate tu tiempo. Si lo que te desencadenó fue una discusión, utiliza palabras amables para detener la conversación por el momento,

di algo como «Quiero continuar con la charla, pero necesito darme un respiro para calmarme». O, si no quieres contarle a la otra persona que estás alterado, dile que necesitas ir al baño. Si estás al teléfono, coméntale que tienes una llamada en la otra línea. No te enzarces en una discusión al respecto, pero busca la manera de dejar la conversación en pausa.

3. GANA TIEMPO. Sepárate de la otra persona si puedes. Vete a otra habitación, aunque sea al baño. Nadie tiene por qué saber lo que estás haciendo. Si la cosa es urgente, tómate aún más tiempo antes de intentar resolver nada.

4. PATALEA. Te sorprenderá lo útil que resulta para volver al momento presente, a tu cuerpo. Mientras golpeas con cada pie, repite en voz baja: «Derecha. Izquierda. Derecha. Izquierda». Esto ayuda a tu cerebro a re-regularse.

5. HAZ 10 RESPIRACIONES PROFUNDAS, poniendo especial atención en la exhalación.

6. PRESIONA CON LA LENGUA LA PARTE POSTERIOR DE LOS DIENTES. Es una estrategia para volver a tu cuerpo.

7. SIÉNTATE Y NOTA EL PESO DE TUS GLÚTEOS SOBRE LA SILLA. Esta es otra táctica para regresar a tu cuerpo.

8. COME ALGO. Cuando estés estresado, es probable que te apetezcan carbohidratos y azúcar, pero son los alimentos proteicos los que te ayudarán a recuperar el equilibrio.

9. LÁVATE LAS MANOS Y SIENTE EL CONTACTO DEL AGUA Y EL JABÓN. El agua caliente es muy calmante.

10. DA UN ABRAZO FUERTE Y APRETADO. Si no hay nadie cerca, aprieta la espalda contra una esquina y envuélvete con los brazos para sentir presión alrededor de todo el torso. Estamos programados para calmarnos cuando nos abrazan.

Consejos para ayudar a otras personas a re-regularse

Desregularse es como bostezar: cuando una persona lo hace, es difícil no contagiarse, y más si quien está desregulado es alguien con quien convives. En pareja, en familia o en grupo, os convertís en algo parecido a un ecosistema neural en el que una persona se descontrola y empieza a correr de un lado a otro reaccionando a cualquier cosa, y pronto todos acabáis alterados.

No siempre es fácil darse cuenta de que alguien está desregulado. Puede que tú mismo te encuentres tenso y alterado sin ni siquiera saber por qué, y esta podría ser una señal clara de que otra persona se ha desregulado primero. Si es alguien que conoces bien, seguro que has notado algunos signos reveladores. A continuación, te explico qué puedes hacer para ayudarles (y qué pueden hacer los demás para ayudarte a ti cuando te pase lo mismo):

- Quédate en el presente. Préstales atención y mantén la calma con ellos.
- Baja el ritmo. No hables rápido ni hagas movimientos bruscos. Comunícate con un tono sosegado.
- Para fomentar el diálogo, podrías decir: «Me da la impresión de que te estás desregulando. ¿Quieres que hagamos algo para calmar el ambiente?».
- No hables mucho. Es bueno hacer una pausa y guardar silencio para que puedan comunicarse o para volver a calibrarse con tranquilidad, si eso ayuda.
- Si tienes que hablar, hazlo con claridad. No aportes mucha información nueva. Nada de sermones.
- No preguntes una y otra vez si están bien o si necesitan algo. Hazlo una vez y espera a que reclamen tu atención o te pidan ayuda.

- No «te metas en su cabeza». Deja de explicarles a qué crees que se debe su desregulación ni intentes darles una clase de ciencia. Lo importante es que cada persona tenga espacio para solucionar sus propios problemas.
- Puedes preguntarles si quieren un abrazo fuerte, pero, si te responden que no, tampoco pasa nada.
- Respeta su espacio físico. Guarda un poco de distancia entre vosotros y pide permiso antes de tocar o acercarte: «¿Quieres que me siente contigo?». Evita el contacto si este parece provocar la reacción.
- Si la situación se pone tensa o se calienta, propón una pausa de cinco minutos. Dilo sin enfado ni amenazas. Sugiere un plan para reuniros de nuevo y así evitar que se disparen sentimientos de abandono.
- Ten paciencia. No te tomes sus acciones como algo personal.
- Céntrate en ti mientras esperas a que se re-regulen. El mejor momento para hablar de la desregulación y de lo que a cada uno le funciona es cuando todos están regulados y tranquilos.

En este capítulo hemos tratado muchos de los aspectos neurológicos de la desregulación. En el siguiente, aprenderás a identificar tus desencadenantes y empezarás a trabajar para apaciguarlos. Después, en el capítulo 6, aplicarás estas lecciones a la desregulación emocional y verás cómo sanarla.

CAPÍTULO 5

Cómo identificar y sanar los desencadenantes de la desregulación

MUCHAS VECES, decimos que algo nos altera cuando nos sentimos molestos u ofendidos. Pero aquí hablamos de otra cosa: de los *desencadenantes*, que son cualquier situación o estímulo, interno o externo, que hace que te desregules.

Son la conexión entre lo que te ocurrió en el pasado y la forma en que esas heridas se expresan en tu vida actual. El trauma generó los desencadenantes y estos provocan la desregulación, que a su vez desata la desconexión y las conductas autodestructivas.

En este capítulo, aprenderás a identificar los desencadenantes de tu desregulación y a trabajar para apaciguarlos. Al reducir su impacto, ganas más libertad para ser quien eres y disfrutar de tus actividades favoritas.

Otra opción es evitarlos por completo, lo cual puede ser razonable en algunos casos, pero no siempre es factible (por ejemplo, si el estímulo es el llanto de tu bebé) ni recomendable (cuando decides aislarte del mundo).

Los desencadenantes surgen en respuesta a heridas traumáticas, como si vinieran incorporados de fábrica. Ocurrió un evento traumático y tu sistema nervioso lo recuerda y lo asocia con una persona, un lugar, una sensación o algo tan insignificante como un olor. Cuando se activan, tu sistema nervioso responde igual que si aquel trauma original se repitiera, lo que provoca la liberación de hormonas del estrés y después (dado que el trauma ha alterado tu respuesta al estrés) una desregulación neurológica.

No todas tus heridas traumáticas han instalado desencadenantes, y no todos son atribuibles a una experiencia concreta. Tampoco hace falta que averigües el origen de todos ellos. Lo importante es que aprendas a reconocer cuándo se activan, para que puedas trabajar en calmar tu respuesta.

No siempre notarás el desencadenante cuando se produzca. Más bien percibirás la sensación de desregulación a medida que recorre tu sistema nervioso. Puede que sientas que el corazón se te acelera o que te entra un subidón de adrenalina, o que de repente te invada una sensación de rigidez y entumecimiento, como si fueras incapaz de terminar una frase. Puedes sentir una oleada de ira tan fuerte que quieras gritar, o tanto pánico que te entren ganas de dejar el trabajo, encender un cigarrillo o suplicar a alguien que te ha hecho daño que no te deje. Los desencadenantes también pueden hacer que te bloquees o que no sientas nada.

Gran parte de lo que percibes cuando se activan es desregulación, que controla temporalmente tu sistema nervioso. En este estado, ya no dispones de toda tu capacidad para razonar, protegerte del peligro o ser prudente con tus palabras y acciones. En esta fase eres más propenso a volver a traumatizarte, pues intentas alejar a las personas o las evitas para prevenir los detonantes. También puedes caer en otras conductas autodestructivas que, durante un tiempo, te ayudarán a calmar el caos mental y emocional.

Es imposible deshacer lo que ocurrió en el pasado. Tampoco puedes evitar que otras personas, y mucho menos el mundo, te hagan responder de esa manera (aunque, bien lo sabe Dios, todos lo hemos intentado). Sin embargo, cuando dejas de reaccionar a los desencadenantes, por completo o en parte, muy pocos de los síntomas de tu trauma se activan. Nuestro objetivo en este capítulo es identificar los tuyos y empezar a trabajar para apaciguarlos.

¿Presentas los desencadenates más frecuentes?

Recuerda que, en este contexto, un desencadenante es un evento (dentro o fuera de ti) que te genera una desregulación. Lo que lo activa puede ser algo que detestas (como que te griten) o algo que disfrutas (como enterarte de que te han ascendido). El problema es que pone en marcha la desregulación, que a su vez provoca en ti una desconexión y conductas autodestructivas.

Quizá no te hayas percatado de la relación que existe entre un desencadenante y tu respuesta. Por ejemplo, el hecho de recibir una crítica puede iniciar una desregulación emocional y hacer que arremetas contra un ser querido. Las prisas pueden causar una desregulación del sistema nervioso que te haga tropezar con la alfombra mientras te preparas para ir a trabajar. Si varias personas hablan a la vez, se puede desatar una respuesta de pánico desequilibrada que te acelere el corazón. La soledad puede llevarte (en un estado desregulado) a comerte una bolsa entera de patatas fritas.

IDENTIFICA TUS DESENCADENANTES

A continuación, encontrarás una serie de preguntas sobre los desencadenantes más comunes. Saca tu diario y, mientras lees, ve anotando si experimentas ese en concreto, qué sientes cuando se activa y las estrategias que podrías utilizar para calmarlo. Si no presentas alguno, puedes saltarte la pregunta.

En la página 119 hay una lista más extensa de desencadenantes; en ella tendrás la oportunidad de calificar los tuyos y de identificar los que más te afectan.

Personas, colectivos y aislamiento

- ¿Qué personas (individuos o grupos) te irritan? ¿Por qué?
- ¿Cuáles son las señales que te indican que se ha activado un desencadenante en ti cuando estás en situaciones sociales (o a solas)?
- ¿Con qué estrategias puedes conservar una actitud más equilibrada?

Abandono

- ¿Reaccionas de forma exagerada (en comparación con una persona que no tiene traumas) ante la idea de abandono, por ejemplo cuando te rechazan, te excluyen de un grupo o estás esperando a alguien que se retrasa?
- ¿Qué cambia en tu estado de ánimo, tu fisiología y tu forma de pensar?
- ¿Qué personas o situaciones activan el desencadenante del abandono?
- La próxima vez que notes que aparece el desencadenante del abandono, ¿qué puedes hacer para impedir que te invada?

Prisas y agobio

- ¿En qué situaciones te encuentras con prisas?
- ¿Las prisas te provocan desregulación? ¿Cómo se manifiesta?
- ¿Qué porcentaje de tu tiempo o tus actividades se ve mermado por la sensación de prisa y agobio?
- ¿Qué soluciones podrías aplicar para reducir la intensidad de la desregulación?

- ¿Qué te ayudaría a re-regularte más rápido en estas situaciones?

Alzar la voz o permanecer en silencio

Para mí, alzar la voz es reclamar lo que uno quiere o defenderse cuando ello requiere valentía.

- ¿Sueles defenderte cuando te encuentras en un *estado regulado*?
- ¿Qué ocurre? ¿Te desregulas?
- ¿Te defiendes alguna vez cuando *ya estás desregulado*? ¿Qué sucede?
- ¿Alguna vez te quedas en silencio cuando sientes que deberías hablar? ¿Por qué o por qué no? ¿El miedo a desregularte influye en cómo manejas esta situación?
- Enumera algunas estrategias que puedes adoptar para expresarte de manera controlada, de modo que lo hagas sin desregularte.

Hablar del trauma

- ¿Qué sucede cuando cuentas tus experiencias traumáticas del pasado? ¿Qué sientes?
- ¿Alguna vez te has arrepentido de compartir esta información con alguien? ¿Por qué?
- ¿Llevar en secreto tus traumas pasados te ha ocasionado problemas?
- Para poder estar más cerca de la gente y, *al mismo tiempo*, mantener el control, ¿qué pautas podrías darte a ti mismo para saber a quién contárselo, cuándo y hasta dónde?

Sentirse ignorado

- ¿En qué situaciones te han ignorado o no te han tenido en cuenta? ¿Es un desencadenante para ti? ¿Cómo te afecta?
- ¿Alguna vez has reaccionado de forma exagerada al ser ignorado? ¿Qué ha ocurrido?
- ¿Sueles encontrarte en situaciones en las que no se te escucha ni se te apoya lo suficiente?
- ¿Qué estrategias puedes seguir para expresarte y pedir lo que necesitas de un modo apropiado y con la calma suficiente para que los demás te presten la debida atención?

EVALÚA TUS DESENCADENANTES

Ahora que has reflexionado sobre cómo te afectan algunos de los desencadenantes más comunes, revisa esta lista más extensa y sigue las instrucciones para elegir tu respuesta en cada columna.

No todos los desencadenantes son iguales. Algunos son inofensivos y otros pueden perjudicarte gravemente, pues limitan tu capacidad para trabajar, relacionarte con los demás y vivir con alegría. En este ejercicio, tendrás la oportunidad de identificar los que *más precisan* de un trabajo de sanación, con el fin de priorizarlos.

En la columna A, en una escala de 0 a 3, indica en qué medida o con qué frecuencia experimentas el desencadenante (0 = nunca, 3 = todo el tiempo).

En la columna B, en una escala de 0 a 3, anota hasta qué punto el desencadenante repercute de forma negativa en tu vida (0 = nada, 3 = muy negativamente).

En la columna C, multiplica la puntuación que has obtenido en la columna A por la de la columna B. El total estará comprendido entre 0 y 9.

DESENCADENANTE HABITUAL	A: CON QUÉ FRECUENCIA DEL 0 AL 3	B: GRADO DE INTENSIDAD DEL 0 AL 3	C: PUNTACIÓN TOTAL MULTIPLICA A POR B
Aislamiento			
Abandono			
Prisas			
Agobio			
Sentirse ignorado			
Sentirse excluido			
Sentirse juzgado			
Ser tratado con desprecio			
Ser tratado de forma injusta			
Hablar de traumas pasados			
Decir lo que se piensa			
No decir lo que se piensa			
La desregulación de los demás			
Grandes aglomeraciones			
Estar en grupo			
Que te dejen plantado			
Sensación de desconfianza			
Sentir que te mienten			
Estar con gente borracha o drogada			
Cometer un error			

Desencadenante habitual	A: con qué frecuencia del 0 al 3	B: grado de intensidad del 0 al 3	C: puntación total multiplica A por B
Pedir ayuda			
Estar cerca de seres queridos			
Mostrar emociones			
Falta de sueño			
Conducir			
Hablar en público			
Poner límites			
Decir no			
Sentir vergüenza			
El sexo			
Contacto físico			
Películas violentas o de terror			
Ser despertado bruscamente			
Sentir celos			
Falta de sentido de pertenencia			
No entender algo (cuando otros sí lo entienden)			
Sentirse atrapado			
Sentir que no se es bien recibido			
Sensación de incompetencia			

DESENCADENANTE HABITUAL	A: CON QUÉ FRECUENCIA DEL 0 AL 3	B: GRADO DE INTENSIDAD DEL 0 AL 3	C: PUNTACIÓN TOTAL MULTIPLICA A POR B
Sentirse acusado			
Defenderse			
Dolor físico			
Pesadillas			
Exigir lo que uno quiere			
No obtener lo que se pide			

Identifica tus principales desencadenantes

Ahora revisa tus resultados en la columna C y rodea con un círculo cualquier valor de 7, 8 o 9. Estos son tus desencadenantes prioritarios.

PLAN DE ACCIÓN FRENTE A LOS DESENCADENANTES

Una vez que hayas identificado tus principales desencadenantes (los que ocurren con mayor frecuencia o los que te causan más problemas), escríbelos en tu diario, de uno en uno. Puedes anticiparte y planificar cómo vas a manejar cada uno de ellos en el futuro respondiendo estas dos preguntas:

- ¿Puedes evitar el desencadenante? Si es así, ¿cómo?
- ¿Puedes aplacar tu respuesta activada? En caso afirmativo, ¿cómo?

A continuación, te muestro un ejemplo de cómo podrían ser tus notas:

DESENCADENANTE PRINCIPAL	¿PUEDES EVITARLO? ¿CÓMO?	¿HAY QUE APLACARLO? ¿CON QUÉ ESTRATEGIAS?
Gente que consume alcohol	No. No puedo dejar de asistir a las cenas de trabajo con compañeros y clientes, ni prohibirles que beban.	Necesito una forma de sentirme menos alterada en las cenas de trabajo. Hacer la Práctica diaria antes de ir. Dejar de culpar a mis compañeros por hacerme sentir incómoda; no están haciendo nada malo. Consultar a mi amigo que hace la Práctica diaria, antes y después.
Atascos en la carretera	Sí. Si salgo antes o después del trabajo, puedo evitar el estrés que me provocan los atascos.	Si me quedo atrapada en un atasco, me concentraré en respirar hondo y me recordaré a mí misma: «Es solo estrés. Ya pasará».

No puedes controlar todos los factores que te afectan ni todas tus reacciones. No obstante, al crear un plan para manejarlos, habrás recuperado tu control sobre el proceso para sanar la desregulación.

Tu rutina mañanera

Ya sabes qué es la desregulación del sistema nervioso y cuáles son los desencadenantes que la activan. Estás llevando a cabo la Práctica diaria y has empezado a escribir un diario.

El siguiente paso consiste en integrar todas estas prácticas en una rutina mañanera.

Los hábitos matutinos tienen un enorme poder para conseguir un estado de regulación y para lograr mantenerlo durante el resto del día.

Ya te habrás dado cuenta de que tu estado de regulación sufre altibajos: hay días en los que todo fluye y te mantienes equilibrado, y otros en los que tu mente parece desbordada, aunque no haya pasado nada que lo justifique; a veces simplemente surge de dentro.

Yo necesito seguir una rutina matinal, tanto para aumentar mi energía y concentración como para evitar la sensación de agobio que suele invadirme a primera hora de la mañana, cuando soy vulnerable a la desregulación interna.

Si no sigo mi rutina mañanera, el presentimiento de que «todo me supera» puede apoderarse de mi sistema nervioso. Me puedo ir a tomar un café tranquilamente, pero luego necesito escribir y meditar, hacer estiramientos y ducharme a primera hora. Si me pongo a mirar el teléfono, las noticias o todas las notificaciones que me esperan, el día puede irse al garete y distraerme durante horas.

Sigo la rutina en los días malos, como si fuera un tratamiento, y también en los buenos, como prevención. Practicarla con asiduidad me ayuda a ser constante y a re-regularme de forma automática cuando toco el papel con el bolígrafo. Así es como establezco la tónica de mi día. Si quieres, puedes crear tu propia rutina. La mía es la siguiente:

1. Me despierto a las seis de la mañana, me levanto y hago la cama.
2. Doy de comer al gato y preparo una cafetera (me encanta, aunque sé que no a todo el mundo le agrada). Bebo un vaso de agua y estiro durante cinco o diez minutos

mientras espero a que el café esté listo. Si tengo energía, puede que haga unas cuantas sentadillas y flexiones sencillas apoyada en la encimera, o bien, si me levanto más motivada, hago uno o dos saludos al sol de los que aprendí en las clases de yoga.

3. Si hace buen tiempo, salgo un par de minutos. Si llueve, me quedo en el porche, pero me gusta contemplar los árboles y el cielo y respirar el aire fresco de la mañana.

4. Hago mi Práctica diaria: escribo los miedos y resentimientos mientras saboreo mi café, y luego medito en una silla cómoda con una manta, para darle un descanso a mi mente y estar abierta a la inspiración.

5. Defino mis intenciones para el día, anotando las cosas que quiero conseguir.

6. Abro mi portátil y echo un vistazo a mi tablero Kanban*, donde ya planifiqué el día la noche anterior. Vuelvo a revisar las tareas y el código de colores que utilizo para indicar cuánto tiempo creo que me llevará cada tarea, y hago los ajustes necesarios.

7. Me ducho y los dos últimos minutos utilizo agua fría (un reinicio enérgico para el sistema nervioso).

8. Me visto, preparo el desayuno y me siento a comer mientras leo y respondo correos electrónicos, reviso los comentarios de YouTube y, solo entonces, leo las noticias. Tengo que poner un cronómetro, porque pierdo con facilidad la noción del tiempo cuando estoy en Internet.

9. Friego los platos y ordeno la casa (poner orden es una magnífica actividad re-reguladora).

---

* Kanban es un sistema visual de gestión de proyectos que emplean una gran variedad de aplicaciones de productividad. El que yo utilizo se llama KanbanFlow. Es sencillo y barato.

10. Camino a paso ligero durante veinte minutos en el exterior y luego me pongo a trabajar a las ocho de la mañana.

Esta es mi rutina mañanera. Tardo unas dos horas entre que me despierto y empiezo a trabajar en mi escritorio (mi viaje al trabajo es el paseo de seis metros desde la puerta trasera de casa hasta mi estudio y oficina). De vez en cuando tengo que saltarme partes de mi rutina, porque así lo exige mi agenda.

Me esfuerzo mucho por *no* mirar el teléfono ni el ordenador antes de haber completado los pasos del 1 al 7. Es fácil caer en la tentación de revisar si hay notificaciones o mensajes nuevos de la noche anterior, pero aprendí de uno de mis mentores, Brendon Burchard, que una bandeja de entrada o una lista de mensajes son, en esencia, la agenda que otras personas tienen para mí. Si no establezco mi propia agenda primero, la de los demás puede apoderarse de mi mente (o de mi día) y conducirme otra vez al agobio.

También aprendí de él a planificar el día siguiente antes de acostarme, así sé cuándo tengo que estar lista y sentada en mi escritorio. Es un buen hábito, aunque también me sirve para no mirar el móvil o el portátil a primera hora de la mañana.

Quizá mi rutina a ti te resulte excesiva, a mí también me lo parece a veces. No obstante, la sigo porque me da fuerzas en los momentos difíciles y me permite sentirme más feliz y en sintonía conmigo misma.

Puedes establecer y personalizar *tu* rutina mañanera; podrá ser todo lo sencilla o compleja que desees, pero conviene que al principio sea simple. Recuerda incorporar tu Práctica diaria por la mañana y por la noche, y, si puedes, tu diario de desregulación/re-regulación. El resto es cosa tuya.

A medida que te adaptes a tu rutina, quizá quieras añadir hábitos como rezar, estirarte, hacer ejercicio, evitar el teléfono y el ordenador hasta después de la rutina mañanera, tomar té o café, leer algo que te inspire, salir a respirar aire fresco, hacer respiraciones profundas, escribir un diario de gratitud, acabar tu ducha con agua fría o disfrutar de un desayuno tranquilo y sentado (bajo en carbohidratos y con proteínas).

> **PARA TU DIARIO**
> ⋅ ⋅ ⋅ ⋅ ⋅ ⋅ ⋅ ⋅ ⋅ ⋅ ⋅ ⋅
>
> • Diseña *tu* rutina mañanera. Intenta que sea sencilla y realista.
> • ¿Cuáles de las tareas de tu rutina mañanera son imprescindibles y cuáles son opcionales?

Tarea para la Práctica diaria

Tienes tres opciones para afrontar los desencadenantes: intentar que las personas (o el mundo) dejen de alterarte, evitarlos por completo o practicar para apaciguarlos. La Práctica diaria te ayuda a ver tus opciones con mayor claridad y a percibir cuáles son las más apropiadas para cada circunstancia.

Cuando hagas tu Práctica diaria de hoy, ve nombrando los miedos y resentimientos que afloran en ti. No es necesario que todo esté relacionado con los desencadenantes, aunque, dado que has leído este capítulo y te has estado fijando en ellos, no debería sorprenderte que se manifiesten a través de tus miedos y resentimientos.

Escríbelo tal y como te venga, y no te olvides de despedirte y meditar. Hazlo dos veces al día. Es muy probable que empieces a notar momentos de desregulación y de re-regulación en tu día. Esto te prepara para el siguiente capítulo, que trata sobre uno de los síntomas más importantes de sanar en el trauma: la desregulación emocional.

CAPÍTULO 6

La desregulación emocional

L A DESREGULACIÓN EMOCIONAL es el síntoma traumático que tiene mayor potencial para arruinarte la vida. *Nosotros* no siempre lo detectamos, pero los demás sí.

Por ahí circula la idea de que para curar las heridas del trauma hay que «sentir las emociones». Nos dicen que tenemos que explorar lo que sentimos, confiar y *profundizar* en esas sensaciones, lo cual le puede ir bien a algunas personas. Sin embargo, si quienes sufren de TEPT-C siguen este consejo, se les podrían complicar aún más las cosas. La desregulación emocional a veces nos hace perder el contacto con nuestras emociones, aunque lo más común es que las sintamos de forma *exagerada*. Cuando esto ocurre, el centro emocional del cerebro (la corteza frontal derecha) se ilumina, mientras que el centro del razonamiento se oscurece. Podemos volvernos *irracionales*.

Si aún no has aprendido a regular tus emociones, estas tienden a dominar todos los aspectos de tu vida: desde tus relaciones hasta tu carrera profesional. El hecho de ser tan emocional —experimentar sentimientos demasiado intensos o estremecerse en momentos inadecuados— puede costarte (y probablemente ya lo haya hecho) el amor y la confianza de algunas personas importantes en tu vida. Para resolver el problema, no basta con «sentir las emociones». En este capítulo, aprenderás a reconocer si se están descarrilando y qué debes

hacer para detener el daño y volver a un estado de balance
emocional y mental.

¿Cómo se reconoce una desregulación emocional?

Cuando has perdido los papeles o decides alejarte de relaciones porque estás desregulado, es normal sentirte igual de
desconcertado que quienes han presenciado estas acciones.
Algo ocurre y desencadena la desregulación. Casi puedes notar
un cambio químico que invade tu sistema, como si fuera una
sustancia tóxica.

Las emociones afloran de manera desproporcionada o en
un momento inadecuado, lloras en el trabajo o te enfureces
con tu proveedor de Internet cuando llamas para averiguar
por qué no tienes conexión. Tus pensamientos se balancean
como una bola de demolición: ¿adónde irán? Apenas te importa cuando tus emociones están desreguladas, pues (crees)
que te han hecho *daño*.

En ocasiones, la desregulación emocional provoca un intenso estallido de sentimientos (como durante una discusión
con tu pareja). Después de proferir palabras hirientes, sientes
un vacío; puede invadirte un estado de insensibilidad y disociación. Ambos estados —sentir demasiado y no sentir nada
en absoluto— pueden llevarte a decir y hacer cosas que en
realidad no quieres, que asustan y hacen daño a las personas
que te rodean. Esto puede ser difícil de afrontar, pero es así
como tu trauma se convierte en el trauma de los demás. Hasta
que aprendas a re-regularte, esta dinámica seguirá arruinando
tus relaciones y exacerbando tus heridas traumáticas. Por eso,
sanar la desregulación emocional es la acción más poderosa
que puedes emprender para detener el daño y permitir que
estas heridas cicatricen de una vez.

Te pongo un ejemplo. Supongamos que discutes con tu pareja porque se ha olvidado de que unos amigos iban a venir a cenar; tú ya lo tienes todo preparado, pero tu pareja no llega. Tus amigos ya están aquí y llevas rato tratando de disimular, llamándolo y enviándole mensajes varias veces, sin recibir respuesta. Finalmente, una hora después de cenar, tu pareja aparece. En cuanto ve a todo el mundo allí, se acuerda del plan, se pone nervioso y se avergüenza.

—¿Dónde *estabas?* —le preguntas.

—Lo siento mucho —dice y se vuelve hacia los invitados—. Sabía que ibais a venir y tenía muchas ganas de veros, pero recibí una llamada de un cliente cabreado a última hora y supongo que eso hizo que se me olvidara por completo que habíamos quedado.

Tus amigos se alegran de verlo, lo tranquilizan diciéndole que no pasa nada y se ponen a charlar, pero para *ti* ya es demasiado tarde. Los antiguos sentimientos (quizás por haber sido ignorada y abandonada de niña) brotan desde el pasado y te inundan el pecho y la cabeza. Por un momento te avergüenzas, porque ya has hecho esto antes y te resulta difícil parar, pero la rabia es demasiado intensa y se desborda en pequeñas indirectas y actitudes extrañas. No puedes evitarlo. Y *parece* que estás controlando tu ira, cuando en realidad lo único que estás haciendo es retrasar el horroroso estallido que está a punto de producirse. La gente puede *percibir* tu enfado y tu desregulación, e instintivamente querrán eludirte. Así que los invitados te agradecen la cena y se marchan en cuanto pueden. Te vuelves hacia tu pareja y toda tu rabia sale a relucir: «¡Has aguado la fiesta!».

En ese momento, parece que esas emociones intensas son *los únicos sentimientos racionales* que puede sentir una persona, y tus palabras se vuelven crueles contra él. Pero, en realidad, solo se ha equivocado. Fue una falta de respeto, pero, al fin y al cabo, se trataba solo de un error, y los demás ya lo habían perdonado y se dispusieron a disfrutar de la velada. Fue tu forma de *reaccionar* ante la situación la que aguó la fiesta. Más tarde, te darás cuenta de ello, pero en ese momento *sientes* que el dolor que experimentas lo está causando tu pareja y que tienes que arremeter contra él.

En ocasiones como esta, la desregulación emocional puede llevarte a decir cosas que no sientes. El dolor y la decepción escalan a un estado mental tóxico, casi como si entraras en trance, convencida de que nadie se preocupa por ti y que nada tiene sentido, y piensas que has sido una idiota por no haberte dado cuenta antes: ¡esta relación tiene que terminar!

Así que le dices que se acabó o le amenazas, y, aunque tu pareja esté acostumbrada a esto y se quede, este tipo de comportamiento va drenando poco a poco el amor que os unió, privándolo de la conexión y el cariño que podríais haber fortalecido con los años.

A esto me refiero cuando cuestiono la idea de que todo lo que necesitamos es «sentir nuestras emociones», «lamentarnos» o conectar con nuestra rabia, o lo que sea que hacen las personas que no han sufrido traumas cuando tienen problemas emocionales. Pero esta no siempre es la solución. Para algunas personas con TEPT-C, *lo importante es autorregularse*, recurriendo a métodos alternativos para proteger nuestras relaciones de estos arrebatos, mientras llevamos a cabo el proceso de sanación que transforma nuestras vidas.

Descubrirás que, si logras gestionar tus emociones antes de que se desborden (aunque el margen para hacerlo sea breve), evitarás muchos de los problemas derivados de las reacciones exageradas y la sobrecarga, y te resultará más fácil regresar a un estado tranquilo y regulado.

Tengo una amiga que se imagina la desregulación emocional como un avión despegando, y la regulación es lo que ella llama «seguir con el avión en tierra». Me parece una metáfora fantástica.

¿Qué puedes hacer para re-regular tus emociones?

He aquí algunas medidas que puedes adoptar para calmar tus emociones y seguir con *tu* avión en tierra. *Puedes* permanecer regulado, incluso cuando estás alterado, si entiendes lo que está sucediendo y practicas, practicas y practicas.

- Cuando notes que estás entrando en una reacción emocional intensa, presta atención. ¿Sientes miedo, rabia, agobio? ¿Tu corazón late más rápido por la adrenalina? ¿Empiezas a llorar? Reconócelo y dite: «Estoy teniendo una reacción emocional».
- *Ralentiza* la interacción. Si estás manteniendo una conversación con alguien que te está alterando, haz una pausa, piensa y prepárate para ver las cosas desde otro ángulo. A veces, el simple hecho de bajar el ritmo de la conversación puede reducir el agobio, lo que ayuda a recuperar la perspectiva de la situación y a sentir un ligero efecto calmante en tu interior.
- Si estás a punto de llorar y no quieres hacerlo porque, pongamos por caso, estás en el trabajo, vas a pronunciar un discurso o no quieres mostrarte vulnerable en una situación concreta, aquí tienes el truco que yo aplico. Visualiza una perilla en tu abdomen, similar a la de una estufa de gas, que va del uno al diez. Piensa que es el regulador de tus emociones y, sin querer, lo dejaste en el ocho. Ahora lo bajas al dos: tus emociones siguen ahí, pero están en un nivel dos.
- Si es la ira lo que te abruma, recurre a lo que antes se conocía como «contención de la pluma y la lengua». Es decir, no digas nada, ni llames, ni envíes un correo electrónico o un mensaje de texto *mientras* estés enfadado. Si ya sabes que eres propenso a la desregulación

emocional, lo que para ti es un simple desahogo puede llevarte a decir y hacer cosas que en realidad no sientes y de las que luego te arrepentirás. En vez de eso (porque es importante expresarse) prométete a ti mismo que lo harás más tarde, cuando estés tranquilo. Si la otra persona sabe que estás enfadado, lo mejor que puedes hacer es encontrar una forma amable y educada de posponer la conversación.

* Si sientes que necesitas expresarte con urgencia (pero no hay una verdadera emergencia), lo mejor es que te tomes más tiempo antes de decir nada. Esto puede hacerse incluso si la conversación ya está en marcha. Si sientes que te estás desregulando, la solución es decir con amabilidad: «Me siento un poco alterado y no quiero que esto acabe mal, pero me gustaría que hablásemos. ¿Podemos volver a tratar este tema dentro de treinta minutos (o mañana)?». Muy pocas conversaciones son tan importantes como para no poder esperar un poco.

Antes de tener esa conversación, saca papel y boli, pon por escrito algunos miedos y resentimientos y pide que desaparezcan. Recuerda que no estás reprimiendo esos sentimientos; solo los estás identificando y liberando para que cualquier cosa «de más» salga y puedas decir lo que es justo y verdadero. De este modo, hay más posibilidades de que te escuchen y te entiendan, así como de obtener la respuesta amable que te gustaría. Lo mejor es que puedes escribir tus miedos y resentimientos prácticamente en cualquier sitio: en el baño, en la oscuridad de un cine, en el coche, en la cama en mitad de la noche o incluso en un escritorio mientras haces como que trabajas. Lo admito, he recurrido a esto y sé que fingir que trabajas no es lo ideal (y en algunos empleos es inviable), pero a veces dedicar unos minutos a escribir y a liberar emociones es la mejor manera de recuperar la calma, enfocarte y volver a ser productivo. Desde luego, ¡es mejor que sufrir un colapso emocional!

- Aplica las medidas de emergencia para re-regularse del capítulo 4. En concreto, haz algo de ejercicio intenso (puedes subir y bajar corriendo un tramo de escaleras o al menos dar una vuelta a la manzana). Las medidas de respuesta inmediata son respirar profundamente diez veces o beber un vaso de agua. Lávate las manos o date una ducha, fría si es necesario, o caliente y luego fría. Haz lo que haga falta para darle una pequeña sacudida a tu sistema y salir del trance, anímate un poco diciéndote: «¡Venga, vamos a salir de este estado desregulado!».

- Si lo prefieres, puedes hablar con una persona que no esté, en ese momento, en conflicto contigo. Debe ser alguien en quien confíes para que te ayude a tomar perspectiva. No te recomiendo que intentes contar una historia demasiado larga —no cuando ya estás alterado— porque hablar de ello puede desencadenar aún más la desregulación. Presta atención a lo que sucede cuando expresas lo que te molesta: ¿te muestras más emocional, hablas cada vez más rápido o más alto, intentas *convencer* a la persona de tu punto de vista en lugar de decir simplemente cuál es? Esto no solo es una señal de que te estás desregulando más aún, sino que ahora también puedes estar provocando una desregulación en la persona que te está escuchando. Nuestros sistemas nerviosos se comunican así. Es mejor hablar menos, escuchar más y prestar atención al estado de regulación de tu amigo, que puede ayudarte a reencontrarte con el tuyo.

- Recuerda, todo lo que necesites decir puede y debe ser dicho, pero no necesariamente en ese momento. Si es posible, espera hasta que vuelvas a estar regulado, más tranquilo, más lúcido y capaz de sentir todo el abanico de emociones que tienes hacia alguien (y no solo rabia). Si sientes una urgencia desesperada por que te comprendan, es una señal más de que debes hacer una pausa y posponer la comunicación hasta que estés más calmado y puedas expresarte con mayor claridad.

- Cuando te sientas en equilibrio, pero los pensamientos intensos empiecen a aflorar, recuérdate a ti mismo que debes retener el pensamiento y centrarte en los siguientes pasos: acciones y palabras constructivas. No se trata de una mentalidad positiva forzada ni de «positividad tóxica»; es redirigir tus pensamientos para despejar el espacio mental, crear un lugar con menos carga emocional donde puedas anclarte. No estás reprimiendo tus sentimientos, tan solo estás posponiendo el expresarlos hasta que estés un poco más regulado.

- A diferencia de lo que muchos creen, no *necesitas* expresarlo todo *para* regularte. Compartir tus emociones es importante, pero hay un momento y un lugar para ello. A veces, lo mejor es dejarlo para más *tarde*, cuando resulte útil y constructivo y te permita conservar las relaciones con tus seres queridos que tanto valoras, aunque en medio de la desregulación emocional no lo veas así.

- En caso de duda, regresa al primer consejo. Piensa: «Estoy teniendo una reacción emocional». A continuación, recurre a tus herramientas para así no desahogarte o arremeter contra alguien. Podrás conectar con tus emociones una vez que recuperes la calma y salgas del estado de desregulación. Entonces, cuando te expreses, podrás hacerlo de forma elegante, justa y con cariño. Te sentirás muy bien si logras entablar relaciones más amables de este modo, si superas la vergüenza de las reacciones exageradas y disfrutas al ver cómo tus conexiones con otras personas —en lugar de echarse a perder— van aumentando y mejorando con el tiempo.

PARA TU DIARIO
• • • • • • • • • • • •

- ¿Qué señales te indican que estás entrando en un estado de desregulación emocional?
- ¿Qué medidas has tomado en otras ocasiones para regularte? ¿Han funcionado?
- ¿Has vivido episodios de desregulación emocional? Si es así, ¿han perjudicado a tus relaciones, a tu trabajo o a tu salud? ¿Qué sucedió?
- ¿Cuál de los consejos de la lista anterior te gustaría probar? Dedícale una página de tu diario que puedas encontrar con facilidad la próxima vez que necesites re-regular tus emociones.

Cómo alcanzar la «sobriedad emocional»

La *sobriedad emocional* es un término que se utiliza en los programas de recuperación de doce pasos. Recuerdo que la primera vez que lo escuché me asustó, porque me pareció que estaba fuera de mi *alcance*. No obstante, en lo más profundo de mí, sabía que era algo que necesitaba y hasta deseaba.

Mi problema nunca fue el consumo de sustancias, sino el TEPT infantil. Si bien no le puse nombre cuando empecé a curarme, sabía que lo que me pasaba era muy parecido a ser alcohólica o drogadicta. Siempre estaba agotada. Llegaba tarde a todo, me enfadaba con facilidad y estaba muy triste. Creía que era cosa mía y me avergonzaba porque no tenía ni idea de cómo cambiar. Por ello, la sensación que me transmitieron las palabras *sobriedad emocional* fue tan intimidante como esperanzadora. No me importaba lo que fuera; sabía que lo quería.

En el proceso de recuperación de adicciones, la *sobriedad* va más allá de «no estar borracho» o «no estar colocado». En la recuperación, *sobrio* significa vivir con un estado mental y emocional equilibrado y no melodramático, que contribuye a evitar las recaídas. Esto se debe a que un trastorno emocional o incluso una emoción positiva intensa puede ser lo que las desencadene.

Si alguna vez has tenido algún tipo de adicción, sabes que lo más duro puede ser la abstinencia continuada. Así que para conservar la sobriedad hay que protegerse, en gran medida, de las experiencias que van a trastornar las emociones o que van a ser intensas, al menos durante las fases iniciales. Esto también implica alejarse de conductas escurridizas que puedan abrir la puerta a situaciones emocionales intensas, como meterse en una pelea, tener una aventura de una noche, dejarse llevar por la soledad o participar en actividades furtivas que te hagan sentir avergonzado (robar o mentir, por ejemplo). A los adictos se les anima a llevar una vida tranquila y no demasiado alocada, ya que las emociones fuertes podrían conducirlos a beber o a consumir drogas.

Pero ¿qué ocurre con las personas con TEPT infantil que son propensas a la desregulación emocional? No se trata de una adicción, aunque sí presenta aspectos parecidos a las recaídas, pues nuestras emociones pasan de tener los pies en la tierra y ser proporcionadas a volverse dramáticas y desmesuradas. Con las drogas y el alcohol, o se consume o no se consume. En cambio, nuestras recaídas pueden ser más difíciles de precisar.

En mi opinión, una recaída emocional puede definirse como el momento en que pasas por alto cuestiones como la seguridad, la preocupación por el bienestar de los demás o tus propios intereses. Tanto si se trata de un torrente de emociones negativas, una sensación de desconcierto o un entusiasmo desmedido por temas como el dinero o el amor, si nos hace dejar de cuidarnos, puede ser visto como una recaída.

La desregulación, obviamente, no es lo mismo que la embriaguez, pero puede imitar esa falta de claridad en el juicio, esa volatilidad o la completa ausencia de límites que ves en alguien que está borracho o drogado. El trauma y la adicción están estrechamente relacionados, ya que parece haber una fuerte correlación entre un pasado traumático y una adicción posterior. Lo que diferencia la adicción del trauma es que, en el caso de la adicción, son las sustancias las que actúan como agente activo; al consumirlas, te emborrachas o te colocas.

En el caso del trauma, no hay un equivalente exacto. El agente activo no suele ser algo que ingieres, sino una experiencia o conducta que sirve como detonante. Puede ser un *flashback* emocional que aparece en cuanto te despiertas o que te grite un desconocido. El desencadenante pone en marcha una reacción fisiológica que no puedes controlar ni evitar de forma directa, así que, sin ningún comportamiento consciente por tu parte, te arrastras a una «recaída» en la desregulación.

Como personas con TEPT infantil, ¿hay algo que podamos hacer para *prevenir* los episodios de desregulación emocional y, en su lugar, cultivar la sobriedad emocional?

El primer paso es ser cauteloso con las emociones y los pensamientos negativos, que podrían convertirse en una trampa hacia los sentimientos desproporcionados. Puedes darte cuenta de que estás experimentando tristeza o enojo sin permitir que esas emociones te dominen. Muchos de nosotros estamos acostumbrados a explorar los sentimientos negativos cuando surgen, pero, como mencioné antes en este capítulo, tenemos que tratarlos con cautela, tal vez escribiéndolos, pero sin hablar mucho de ellos, al menos hasta que recuperemos la regulación emocional.

Cuando hablamos de sanar recuerdos dolorosos, existe el concepto de compartimentación saludable. Podemos experimentar con normalidad los pequeños malestares, pero a veces tenemos que distanciarnos un poco de los más grandes. Se puede contemplar una situación difícil y no abrir el corazón al cien por cien.

Por supuesto, no es sano cerrarse *siempre* en banda ante los sentimientos dolorosos; eso es negación. Pero es bueno tener un poco de dominio para decidir cuándo abrazar los sentimientos y cuándo ser más prudente. Es parte de la sobriedad emocional.

Es posible evitar los desencadenantes, hasta cierto punto. Cuando estás trabajando duro en la sanación de un trauma, quizá no sea el momento de empezar una nueva relación o de presentarte a un cargo político, pero sí lo es para dedicarte a actividades que te aporten calma, como hacer ejercicio, estar al aire libre en la naturaleza, esquivar a las personas conflictivas y dramáticas o dejar de leer las noticias. Estas son algunas de las estrategias que puedes seguir.

Ante un estímulo desencadenante, una emoción habitual como el enfado puede escalar rápidamente hasta transformarse en ira. Ahora te encuentras en terreno emocional inestable. Si tienes TEPT-C, esa ira puede estallar y hacer que digas algo de lo que luego te arrepientas, a lo que siguen tres días de intensa desregulación. En el lado opuesto del espectro emocional, el detonante podría ser una emoción positiva, como la euforia o el júbilo, provocada por algo que resulta emocionante o sorprendente, como cuando te escribe alguien que te gusta, pero no tenías claro si sentía lo mismo, o recibir un cheque inesperado.

En un estado de desregulación emocional, la euforia puede ser tan intensa que provoque una recaída igual de fuerte que un episodio de ira descontrolada. Lo que comienza siendo una buena noticia puede desencadenar una desregulación que termina en estados de depresión, ansiedad, confusión mental o incluso obsesión romántica. Por tanto, la sobriedad emocional implica ser consciente de aquello que despierta emociones intensas en ti, ya sean positivas o negativas.

Puedes evitar (durante un tiempo) las experiencias que te alteran, mientras aprendes a calmar tu respuesta a los desencadenantes. En tu camino de sanación, es normal tener reacciones emocionales intensas, luego un período de desregulación del sistema nervioso y después encontrar de nuevo tu equilibrio. Cuando esto ocurra, puedes aprovechar la experiencia como práctica. A veces la victoria está en salir del tropiezo sin dejar que se transforme en un caos emocional.

Caer y volver a levantarte forma parte del proceso, así es como aprenderás a utilizar tus estrategias para gestionar el estrés de manera más eficiente.

Es imposible evitar *por completo* los desencadenantes, pues en la vida abundan. No puedes dejar de salir a la calle, de trabajar o de levantarte de la cama. Sin embargo, puedes centrarte en reconocer y detener las reacciones que podrían intensificarse como resultado de tus emociones desencadenantes. Este es un buen momento para revisar la hoja de ejercicios sobre desencadenantes que viste en el capítulo anterior. En tu caso, estas emociones podrían ser el miedo, el abandono, la ira o un sentimiento de injusticia o de exclusión, por ejemplo.

La vergüenza es uno de los principales detonantes de la desregulación emocional. Comienza con un «Ay, creo que he dicho algo que no debía», y puede pasar en un instante a «¡Soy un completo desastre y me quedaré solo toda la vida!». Este tipo de autocrítica puede llevar a comportamientos hirientes hacia los demás, lo que a su vez puede generar más autocrítica (o provocar la reacción de ellos). La desregulación hace que las emociones se desborden, crezcan y se propaguen tanto que dejan de tener lógica respecto a lo que sucedió.

La sobriedad emocional es el estado en el que has aprendido a no negar tus emociones, sino a frenar su *escalada* desde
un nivel normal y correcto hasta una reacción descontrolada,
como la de Hulk rasgando su camiseta. Tener cierto control
sobre esto requiere tiempo y práctica. Implica conversar con
personas que están en el proceso de sanación o que van un
paso por delante, aprender de ellas y también saber tolerar
tus fracasos. Parte de este proceso es ponerse en pie y seguir
intentándolo.

Es posible que te incomode ver que, mientras *tú* ejercitas
la contención emocional, otras personas se permiten perder
el control. Pueden gritar, lanzarse de cabeza a una relación o
quedarse en la cama todo el día comiendo helado, y no parece
haber consecuencias. No dejes que esto te engañe y te lleve
a abandonar tu sobriedad emocional. Incluso las personas sin
TEPT-C manejan mejor las situaciones cuando hacen una pausa y moderan esos impulsos.

Para *ti*, hacer un parón es fundamental. Se requiere auto-
disciplina para evitar la reacción intensa, pero, cuantos más
días logres pasar sin estallar contra alguien y sin tomar una
decisión impulsiva, más estabilidad interna ganarás, que te
ayudará a detenerte antes de reaccionar.

¿Cómo se mantiene la sobriedad emocional?

Tal y como sucede con el alcohol y las drogas, uno puede
confiarse y pensar: «Hace dos años que no me meto en una
relación impulsiva e imprudente. Podría lanzarme a esta que
se me presenta».

Ya sabemos lo que pasa después: lo mismo de siempre, aunque a veces incluso con peores consecuencias. En Alcohólicos
Anónimos comentan que el alcoholismo es una enfermedad

progresiva y fatal. Una persona puede pasar años sobria, pero, si recae, descubre que la adicción ha avanzado y el consumo es más destructivo que antes.

Por lo que he vivido, puedo asegurar que la sobriedad emocional es igual de frágil. Llevas mucho tiempo sin enfadarte con otro conductor, pero un día te falla el autocontrol y terminas persiguiendo a alguien por la carretera, con la mano pegada al claxon.

Puede que vuelva la antigua sensación de vergüenza y desregulación, pero, cuando te estás recuperando, ese dolor te indicará lo que aún te queda por sanar.

Cuando adviertas que estás en la zona de peligro con las «emociones puente», puedes tomar medidas inmediatas para retroceder. No tomes decisiones importantes ni hagas promesas hasta que hayas tenido la oportunidad de consultarlas con un amigo de confianza. Haz tu Práctica diaria dos veces al día, sin falta. Recurre a tus medidas de emergencia para re-regularte: haz ejercicio, date una ducha, chupa una rodaja de limón...; cualquier cosa que te ayude a dar un empujoncito a tu sistema nervioso con una sensación, un movimiento, un recordatorio de que estás trabajando para corregir esas viejas reacciones.

Puede que otras personas te digan que lo estás haciendo mal o insistan en que debes sentir tu rabia, afligirte o profundizar en tus emociones. Si esto ocurre, hazte esta pregunta: «¿La persona que me da estos consejos tiene TEPT infantil o conoce el papel de la desregulación en el desarrollo de los síntomas traumáticos?». Porque, por mucho que intenten ayudar, puede que solo sepan lo que les va bien a ellos, y tú estás aprendiendo lo que te sirve *a ti*.

En la vida, nunca dejan de surgir desencadenantes, pero a medida que te recuperes los afrontarás con elegancia y fortaleza.

PARA TU DIARIO
· · · · · · · · · · · ·

- ¿Te identificas con la idea de la sobriedad emocional? ¿Qué sientes cuando estás sobrio?
- ¿Qué pasaría si lograras mantener la sobriedad emocional con más frecuencia? ¿Cómo crees que cambiaría tu vida?
- ¿Qué sientes cuando pierdes la sobriedad? ¿Qué acciones o circunstancias lo han provocado?
- ¿Qué medidas has tomado anteriormente para mantener la sobriedad emocional? ¿Han dado resultado?
- Selecciona los consejos de la lista anterior que te gustaría poner en práctica la próxima vez. Dedica una página entera (o más) de tu diario a recopilar esos consejos y procura que te resulten fáciles de encontrar cuando los necesites.

Tarea para la Práctica diaria

En tu próxima Práctica diaria, fíjate en las emociones que aparecen mientras escribes tus miedos y resentimientos y deja que se vayan (o se liberen) junto con tus pensamientos. Sigue con tu Práctica diaria, ya que te ayudará a deshacerte de las «acumulaciones» emocionales cada día.

Si empiezas a corregir todas las vías que te llevan a la desregulación, estarás mejor preparado para el siguiente paso del libro: sanar el sentimiento de desconexión.

CAPÍTULO 7
La desconexión

E L TEPT INFANTIL ES, en esencia, una alteración de la capacidad para *sentir conexión*. Lo que para la mayoría de las personas resulta sencillo —estar en un grupo, tener un amigo, sentirse parte de algo o recuperarse de un conflicto con un compañero de trabajo— puede ser complicado para nosotros. Esa percepción de que estamos aislados de los demás —aunque nos encontremos en una fiesta o en una boda— es casi universal entre quienes han crecido en un entorno de abandono y maltrato. Por desgracia, *sentirse* desconectado conlleva con frecuencia *estar* desconectado, y puede acarrear una serie de problemas que dificultan todavía más el establecer vínculos con los demás.

Esta es la parte más trágica del TEPT infantil no sanado: ser capaz de amar, pero incapaz de sostener vínculos normales. Es un precio demoledor que debes pagar por lo que te ocurrió en la infancia.

Si te pasa como a la mayoría de las personas con TEPT-C, en las interacciones sociales encontrarás muchos desencadenantes de desregulación. Es posible que, de forma inconsciente, hayas estado evitando a la gente para hacer frente a esos detonantes. A medida que aprendes a regularte, comienzas a calmar esos eventos gatillo y a sanar las heridas vinculares que antes te llevaban a limitar el contacto social. Y, si lo haces de forma consciente, es posible que alcances una sanación aún mayor.

Nos encontramos en una fase vulnerable de tu camino hacia la recuperación. Es inevitable que te asalten recuerdos dolorosos y sientas la tentación de justificar tus dificultades, negar tu capacidad de cambio, cerrarte emocionalmente y huir de reuniones sociales.

No obstante, para recuperarte por completo es necesario que aprendas a conectar con la gente. A través de la práctica *dentro* de las relaciones (del tipo que sean) puedes desarrollar tu capacidad de conectar, escuchar y amar a los demás, y por fin adquirir un sentido de pertenencia. Resulta más fácil cuando reconoces que muchos de tus problemas de conexión están relacionados con traumas del pasado y que pueden sanarse.

Cuando domines la re-regulación y adquieras una habilidad más fuerte y consistente para conectar con los demás, caerás con menos frecuencia en viejos patrones autodestructivos que sabotean las relaciones (estas conductas se tratarán en profundidad en el próximo capítulo).

En este capítulo, aprenderás a identificar las señales que revelan que el trauma ha afectado a tu capacidad para vincularte con los demás. Describiré el sentimiento de desconexión y separación provocado por el trauma, qué lo causa y por qué puede hacer que te resistas al contacto con personas y grupos, aunque anheles que te incluyan en ellos. Y, por último, compartiré contigo algunos consejos para recuperar el equilibrio en tus relaciones, así podrás disfrutar de vínculos más felices, aunque te sientas alterado o surjan conflictos.

Señales de que el trauma ha afectado a tu capacidad de relacionarte con los demás

Aunque estos síntomas no son exclusivos del trauma, sí son comunes en quienes hemos crecido en situaciones de

maltrato y abandono. No hay respuestas correctas o incorrectas, ni se trata de sumar puntos, aunque las respuestas
afirmativas apuntan a áreas en las que el trauma del pasado
ha hecho mella.

- ¿Te resulta difícil integrarte en un grupo donde algunos
  de sus miembros ya son amigos y tienen una conexión
  entre ellos?
- ¿Te sientes triste o resentido porque las personas no te
  brindan la ayuda, el reconocimiento o el aprecio que
  mereces?
- ¿Te da la sensación de que los demás recibieron un manual de instrucciones sobre cómo vivir, mientras que tú
  has tenido que aprenderlo todo por tu cuenta?
- ¿Tiendes a rechazar compromisos sociales porque ro-
  dearte de otras personas te provoca reacciones negativas?
- ¿Crees que tienes dificultades para desenvolverte en situaciones sociales?
- ¿Sueles soltar palabras hirientes que dañan tu relación
  con otras personas y luego te arrepientes?
- ¿Te han dicho que hablas demasiado o que no sabes
  escuchar?
- ¿Te esfuerzas en escuchar, apoyar y animar a los demás,
  pero notas que rara vez te corresponden?
- ¿Tus relaciones son más superficiales o efímeras de lo
  que te gustaría?
- Cuando expresas tus opiniones o sentimientos, ¿temes
  haber hablado de más u ofendido a alguien?
- Cuando percibes que la gente se distancia de ti, ¿muchas
  veces no entiendes la razón?
- ¿Tienes la impresión de que recibes un trato distinto
  al de otras personas, con menos cariño y menos aceptación de lo que mereces?

- ¿Guardas distancia con tus amigos y vecinos por miedo a que, si te abres, te hagan daño o te agobien?
- ¿Te encuentras a menudo en amistades desiguales, en las que una persona tiene más poder o influencia que la otra?
- Cuando entablas una nueva amistad, ¿vives con miedo o esperando que algo malo ocurra y esa persona acabe abandonándote?
- ¿Te atormenta el miedo a quedarte solo en el mundo?

PARA TU DIARIO

- ¿Qué señales de las mencionadas has presentado?
- ¿Cómo repercuten estos síntomas en tu vida actual?
- ¿Hay alguna señal que antes padecías y que ahora ya has superado?
- Si te sintieras un cincuenta por ciento más a gusto con la gente, ¿cambiaría tu vida en algo?

Sanar es posible

Algunos sentimientos de desconexión provienen de un estado temporal de desregulación, que puede resolverse a medida que aprendes a dominar la re-regulación. Otros pueden deberse a heridas de la infancia, en las que el abandono impidió el pleno desarrollo de tu capacidad natural para vincularte, y que pueden tardar más tiempo en sanar.

Sabemos que el maltrato y la negligencia en las primeras etapas de la vida cambian, literalmente, el cerebro y limitan los procesos cognitivos normales que nos permiten (a) buscar y relacionarnos con personas buenas y adecuadas, (b) saber cómo interactuar con ellas de forma correcta y (c) detectar las señales de alarma para poder evitar a las personas que *no* deberían entrar en nuestras vidas.

A mucha gente con TEPT infantil, a esto se suma el miedo reprimido a quedarse sola para siempre y a no ser amada de verdad. Está bien lamentarse por haber sido despojado de tu derecho innato a ser amado como es debido y guiado hacia la rica red de conexiones humanas que siempre ha estado a tu alcance, pero el miedo a dejar que la gente se acerque a ti puede ser tan intenso que caigas en la tentación de aislarte para estar «a salvo».

Aunque a veces hay que protegerse, no es suficiente para superar el aislamiento y la soledad que suelen ser una herencia del trauma. Tanto si anhelas una mayor conexión con la gente, pero no consigues retener a buenas personas en tu vida, como si tienes tendencias evasivas y haces todo lo posible por evitar el contacto con los demás, es muy probable que los traumas tempranos sean parte de la causa.

En cierto modo, es una buena noticia, porque el proceso de sanación que estás llevando a cabo ahora te está ayudando a liberarte del poder que los traumas del pasado ejercían sobre ti. Estás en el buen camino para establecer vínculos más prósperos y estrechos con las personas que quieres en tu vida.

¿Nos aislamos por ser diferentes?

Independientemente de lo que te haya ocurrido o de cuáles sean tus síntomas, el TEPT infantil no te define. Eres un ser humano completo y valioso con las mismas necesidades, sentimientos y sueños que cualquier otra persona.

Sin embargo, a muchos nos cuesta quitarnos de encima la sensación de ser *diferentes*. Pareciera que todo el mundo sabe cómo actuar, qué decir y cómo relacionarse, pero *nosotros* nunca recibimos el manual de instrucciones. Esto ha provocado que nos sintamos excluidos y desamparados, como si nada de lo que hacemos pudiera integrarnos en la sociedad.

En primer lugar, sí perteneces. Perteneces a este planeta, lo sientas o no. Este es tu mundo tanto como el de los demás.

En segundo lugar, a los que sufrimos traumas en la infancia nos *encanta* el sentimiento de pertenencia que hallamos entre nosotros. Hay aspectos de nuestra experiencia que solo entienden otras personas con TEPT infantil, y quienes emplean el mismo método de sanación que tú tienen una idea más clara del camino que estás recorriendo, pues también ellos lo están transitando.

Nos parecemos más de lo que crees, y, si nos aceptas, esperamos que te consideres parte de la tribu.

Y sí, todos nos lo hemos preguntado también: ¿las personas con traumas *son* de verdad diferentes? La respuesta es sí, en algunos aspectos.

Es posible que hayas crecido con la sensación de ser diferente porque, *de hecho*, eras distinto a la mayoría de los niños que te rodeaban. Quizá sabías que eras gay, tu familia venía de otro país o era más pobre que la de otros niños que conocías, o tus padres eran especialmente estrictos. Estas diferencias son reales. Mientras otros niños recibían charlas motivacionales de sus padres sobre cómo relacionarse con los demás —qué hacer y qué no hacer—, puede que a ti te hayan dejado averiguarlo por tu cuenta. Tal vez ellos mismos lidiaron con la desconexión y no lograron darte el ejemplo de cómo construir y cultivar amistades.

El trauma en el entorno familiar también representa una diferencia importante. A lo mejor sentías que no podías llevar amigos a tu casa porque estaba sucia o en mal estado, o nunca sabías qué tipo de drama te ibas a encontrar cuando entraras por la puerta. Eso te haría sentir diferente, y es una de las razones por las que siempre tendíamos a acercarnos a otros niños (y más tarde a adultos) que también sufrieron traumas.

Lo que hemos pasado nos ha transformado. Si alguna vez has sentido que las personas sin trauma están en una especie de «frecuencia compartida» a la que *tú* no puedes acceder, como si tuvieras la contraseña incorrecta del wifi, puede que haya algo de cierto en ello. El trauma puede dañar nuestra capacidad para captar la comunicación no verbal, lo que en parte explica por qué a veces nos sentimos fuera de lugar en contextos sociales.

Tal vez esa sensación de ser diferente te ha acompañado desde que tienes uso de razón, o no la has notado hasta la adolescencia o los primeros años de la edad adulta. A veces solo nos damos cuenta de que somos distintos después de haber agotado por completo otras teorías sobre por qué nos costaba congeniar con los demás. Pensábamos que nuestra sensación de no encajar se debía al hecho de ir a una escuela en particular o que era culpa de algún niño que se portaba de forma cruel con nosotros. Los que nos diferenciábamos de otros niños por algún motivo social (como tener padres muy religiosos o ser de otra raza) creíamos que *esa* era la razón por la que nos sentíamos apartados.

Sin embargo, al cabo de un tiempo, nos dimos cuenta de que no podía ser únicamente por eso, porque había un patrón: nos sentíamos separados en casi todas partes, incluso con gente como nosotros. Por muy simpáticos que fuéramos o por mucho que intentáramos encajar y hacer amigos, seguíamos teniendo problemas para conectar o para estrechar lazos profundos y duraderos.

La desconexión es un síntoma, no un rasgo de la personalidad

Es posible que te hayas culpado por las dificultades que tienes para relacionarte. No eres responsable de haber vivido un trauma en tu infancia ni tampoco de que ello mermara tu capacidad para entablar una amistad íntima o una relación afectiva.

Nuestra habilidad para conectar se lastimó en un inicio, cuando estuvimos expuestos a un estrés intenso o nos faltó esa cercanía y esa atención individual, tan importantes para el aprendizaje y el desarrollo emocional en la niñez. No había nada que pudiéramos haber hecho para cambiar lo sucedido.

La desregulación también puede provocar esa sensación de desconexión que te lleva a arremeter, a aferrarte con desesperación o a forzar de algún otro modo tus vínculos con las personas cercanas. Además, puede impulsarte a cortar relaciones por el simple hecho de que algo la ha activado (y hablaremos de esto más adelante en este mismo capítulo). Es triste, pero, para las personas que no han superado el TEPT infantil, las conductas que dañan sus relaciones parecen «escaparse» sin querer, y la sensación de no poder controlarlas puede disuadirlas de volver a intentarlo.

Esta falta de conexión es como otros aspectos del TEPT infantil, en los que incluso los profesionales han malinterpretado los motivos que había detrás de nuestras conductas. Algunos nos consideraban unos abusones, unos maleducados o personas que evitábamos relacionarnos a propósito (y, con el tiempo, muchos acabamos siendo evitativos). Al principio, tan solo éramos niños inocentes que necesitaban cariño, que querían pasar el rato con otros niños, como hacen todos los críos. Sin embargo, por motivos que no llegábamos a comprender, parecía que estábamos echándolo todo a perder. Desde la perspectiva de quienes no conocen el impacto del trauma infantil, entiendo que nuestra desconexión pudiera parecer algo intencional.

Quizá te hayan tachado de insolente, promiscuo o antisocial, o puede que tus compañeros te hayan llamado cosas aún peores. Y sí, cada cual tiene algún que otro rasgo negativo de personalidad, y es posible que eso haya tenido algo que ver.

Pero ¿y si el problema se debiera a cambios cerebrales provocados por una negligencia del pasado? ¿No bastaría eso para explicar por qué nos cuesta entender las normas sociales, leer las intenciones de la gente y comprender la comunicación no verbal? ¿Acaso no sería motivo suficiente para que relacionarnos se nos hiciera más difícil?

Como otros aspectos del TEPT-C, la desconexión es algo que podemos solucionar con la práctica. Trabajamos en calmar los desencadenantes, en sanar el sistema nervioso y en desarrollar las habilidades sociales que no aprendimos en casa. Es posible que siempre estés un poco sensible, que te retraigas enseguida o que reacciones de forma exagerada, y no pasa nada. No tienes que encajar con *todo el mundo* ni congeniar con la gente solo porque creas que es lo que tienes que hacer.

El objetivo es establecer vínculos que nos permitan tener un par de buenos amigos, una pareja afectuosa, si así lo desea nuestro corazón, y, si tenemos hijos, la afinidad necesaria para ser buenos padres. Eres una persona única y parte de tu sanación consiste en aceptarte tal y como eres.

PARA TU DIARIO
· · · · · · · · · · · ·

- ¿Sientes que hay aspectos en los que te percibes distinto o desconectado de otras personas?
- ¿Has descubierto alguna herida en tu capacidad para relacionarte que antes pensabas que era un defecto de carácter? ¿Cómo te sientes al saber que estos síntomas son normales?
- Imagina cómo sería si sanaras lo suficiente como para poder entablar (o reparar) relaciones de todo tipo con facilidad. ¿Qué cambiaría en tu vida?

El afán de pertenecer

Al igual que el resto de la gente, la mayoría de las personas con TEPT-C queremos que nos incluyan en los grupos, pero muchas veces nos cuesta *sentir* que formamos parte de ellos. Tal vez te unas con entusiasmo, pero luego la incomodidad o el resentimiento te lleven a alejarte. Quizás pienses que la culpa es de los *demás* por excluirte, y en ocasiones esto podría ser cierto.

La señal inequívoca de que la participación parcial es decisión tuya (aunque no lo parezca) es que casi siempre te sitúas a la misma distancia del centro del grupo, es decir, de los miembros más activos e influyentes de este. Ellos constituyen el círculo central y están rodeados de personas con un nivel de involucramiento e influencia un poco menor. Más allá, están quienes se encuentran en la periferia: quieren mantener cierta conexión con el grupo, pero tienen un pie fuera y podrían marcharse en cualquier momento si se sienten incómodos.

Esa era yo. Siempre me gustaba situarme en un ochenta por ciento fuera del centro: invitada a la fiesta, pero no la responsable de que la fiesta se celebrara. Muchas veces empezaba motivada y pensaba: «¡Este grupo es genial! ¡Por fin he encontrado a mi gente! ¡Quiero formar parte de esto!». Entonces me movía hacia el centro del grupo, asumía un papel más activo o incluso un papel de liderazgo, y luego, más pronto o más tarde (normalmente más pronto), encontraba alguna razón para retroceder. Puede que primero me saliera del círculo en un cuarenta por ciento, pero al final me salía del todo. Formar parte de algo me resultaba incómodo y, en algunos aspectos de mi vida, todavía lo siento así. ¿Por qué?

Antes pensaba que mi problema con los grupos se debía a un episodio de mala suerte tras otro: los compañeros de trabajo equivocados, un grupo de madres en el que no encajaba, los amigos de doce pasos incompatibles. Pensaba: «Esta gente no me entiende, así que no debo pertenecer a este lugar». Y nunca me di cuenta de que era un patrón constante hasta que me recuperé de la desregulación y empecé a ver las cosas con claridad.

Seamos sinceros: la gente nos altera. Y un grupo de personas (para nosotros) es un *lote* completo de desencadenantes. Es comprensible que nos cueste relacionarnos con grupos, porque, cuando tienes las sensibilidades del TEPT infantil, los círculos sociales pueden parecer un asalto a tus sentidos. Activan recuerdos profundos y dolorosos sobre la no pertenencia y el no encajar. Parece algo personal y definitivo, como si estuvieras viviendo una etapa de adolescencia que nunca termina.

La necesidad de ser incluido en círculos sociales no es una debilidad; es algo primitivo. Nacemos en comunidad y, por mucho que a veces queramos escapar de ella y ser independientes, en realidad no podemos. Los biólogos evolucionistas te dirán que es una estrategia de supervivencia para disponer de calor, alimento y protección frente a los depredadores, entre otras cosas.

Sin embargo, no es solo biológico. La inclusión es importante para el crecimiento y desarrollo de tu ser, tu intelecto y tu espíritu. Sin inclusión en las relaciones humanas, el proceso de convertirse en *uno mismo* —el florecimiento de tu verdadero yo— se detiene. No puede darse plenamente de forma aislada y la plenitud nunca llega.

Participar en grupos es nuestra manera de *integrarnos*. A algunos nos hace falta mucho valor. La gente te irritará y te ofenderá a veces, te sentirás desregulado, así que te resultará tentador huir. Pero te animo a que te alejes, al menos un poco, de tu zona de confort para que puedas crear un sistema de apoyo formado por personas que se preocupen por ti y que puedan acudir en tu ayuda si te quedas sin un duro, si te sientes solo o si piensas que tu vida se está desmoronando. Aunque es probable que ya hayas tenido que hacerlo antes, no estás hecho para pasar por todo eso sin ayuda.

Puedes comprometerte a llevar algo a una cena, unirte a un coro o a una clase de costura o invitar a tus amigos a ir de excursión. Cuando te haces presente para las personas de tu vida, fortaleces tu resiliencia, te vuelves más flexible y estrechas tus vínculos, con lo que te sientes más integrado.

No esperes a sanar para empezar a relacionarte

Cuando llevas una vida de desconexión, de sentirte dolido y apartado, puede que te cueste reconocer que *necesitas* a otros y que quieres sentir que perteneces. Puedes justificar tu aislamiento diciéndote que es algo temporal, solo hasta que te sientas mejor.

Y claro, quizá tengas que recuperarte antes de poder disfrutar plenamente del contacto social, pero ahora mismo necesitas a gente en tu vida para *poder* sanarte. El vínculo es medicina. Tu crecimiento personal requiere cierta fricción, cierto contacto con personas que te muestren dónde es preciso evolucionar y que den sentido a tu vida. Todo el mundo lo necesita.

Si permites que el aislamiento arraigue durante demasiado tiempo, se apoderará de ti y tus peores defectos tendrán un espacio enorme y fértil para crecer. La gente que se aísla se vuelve más malhumorada, menos empática, más amargada y más paranoica. Y entonces se hace más difícil volver a girar el barco hacia el vínculo, porque te has vuelto demasiado excéntrico, demasiado rarito. ¿Has sentido alguna vez que esto empezaba a ocurrirte? ¿Lo has observado en otras personas? Yo lo noté muchísimo en mí cuando se acabó el confinamiento y empecé a pasar más tiempo con la gente. Estaba un poco áspera, a ratos enfadada, un poco irritable.

Mantenerse al margen de la vida podría parecer una buena estrategia para evitar sufrir o desregularse. Y para algunas personas con traumas graves el aislamiento total es una medida de autopreservación, al menos de forma provisional. Aun así, no abrirte a los demás es un mecanismo de protección para aplicar en caso de emergencia, no una forma de vivir para siempre.

Relacionarte con otros tiene sus riesgos, pero la recompensa es que puedes sentirte incluido. Y, en el fondo, lo que todos anhelamos es pertenecer.

CONECTA CON LOS DEMÁS UN POCO CADA DÍA

Aunque te falte mucho para sanar las relaciones rotas con las personas de tu vida, siempre puedes emprender pequeñas acciones a lo largo del día encaminadas a establecer vínculos. Puedes intentarlo con amigos, con conocidos o incluso con desconocidos. El objetivo es hacer de la comunicación un hábito y empezar con pequeños pasos que te resulten sencillos.

Te invito a que escojas un pequeño acto de conexión y lo lleves a cabo. He aquí algunos ejemplos:

- Sal a la puerta de tu casa y saluda a la siguiente persona que pase.
- Entra en las redes sociales (si tienes) y dale a «me gusta» a las publicaciones de diez amigos, para hacerles ver que alguien se preocupa por ellos.
- Si ves que es el cumpleaños de un amigo, envíale un mensaje.
- Cuando te cruces con alguien en la acera o en un lugar público, regálale una cálida sonrisa.

- Si un amigo te cuenta algo que le entusiasma o que le preocupa (por ejemplo, que tiene una nueva mascota o una cita médica que teme), préstale atención. Escucha y haz preguntas. Con tu atención, demuestras que te importa.
- Al día siguiente, envía un mensaje de texto o llama a ese mismo amigo: «¿Qué tal te ha ido en el médico?» o «He pensado en ti y en tu perrito, espero que su primera noche haya ido bien».
- Expresa tu gratitud hacia las personas que trabajan para ayudarte, como los cajeros de los supermercados, los recepcionistas, los profesores y los camareros. Hazles saber que aprecias su amabilidad y su entrega.
- Sé más paciente por teléfono con los trabajadores del servicio de atención al cliente. Si hay un error o un malentendido, en lugar de mostrar frustración, transmíteles tranquilidad y colabora con ellos para resolver el problema.

PARA TU DIARIO
. . . .

- ¿Cuáles de los consejos anteriores te gustaría poner en práctica próximamente?
- ¿Cuáles te parecen excesivos, al menos por ahora?
- Cuando intentas conectar con la gente (por ejemplo, mediante acciones como las mencionadas), ¿te provoca desregulación?
- Cuando las interacciones sociales te desregulan, ¿qué consecuencias tiene? Por ejemplo, ¿acabas aislándote? ¿Interrumpe tu productividad? ¿Te hace rechazar invitaciones y oportunidades de interacción social?

Fortalece tu capacidad para establecer relaciones estrechas y de confianza

Las heridas vinculares no solo nos frenan a la hora de entablar relaciones, también pueden hacernos sentir desconectados en las que *conseguimos* establecer, románticas o de otro tipo, y activar conductas autodestructivas que nos llevan de nuevo a la desconexión. En el siguiente capítulo, examinaremos más a fondo estos comportamientos, pero en esta sección te mostraré algunas estrategias inmediatas para salvar o reparar relaciones que tal vez no aprendiste de tu familia.

Podrás recurrir a estas medidas cuando la situación se ponga tensa o cuando temas que ya la has fastidiado al alejarte, atacar o apartarte de las personas que quieres en tu vida.

Lo primero que tienes que hacer es sincerarte contigo mismo sobre tus circunstancias actuales y lo que puede ocurrir si no aprendes a relacionarte mejor con la gente. Te parecerá que *tienes* un motivo externo para alejarte, discutir o aislarte de nuevo. Te encontrarás inventando excusas para no llegar a tiempo o convenciéndote de que todo el mundo es malísimo. Sin embargo, en realidad, lo único que intentas es controlar tu tendencia a la desregulación, y ahora dispones de mejores medios para lograrlo.

La desregulación es neurológica: sucede en el cerebro y en el cuerpo, y puede distorsionar tu percepción sobre la dificultad o facilidad de hablar de temas conflictivos con un amigo. Quizá te cueste, pero con la práctica te resultará más fácil. Ve poco a poco, establece límites que te sirvan de ayuda, aprende a prevenir los conflictos antes de que se desaten y a resolverlos cuando ya estén en marcha. Es normal no hacerlo del todo bien; ten presente que incluso los esfuerzos más pequeños pueden hacer que avances en una dirección favorable.

Aquí tienes algunos consejos:

APRENDE A DETECTAR LA DESREGULACIÓN Y GANA TIEMPO. Tu cabeza te dirá que *tienes* que solucionar las cosas, enmendar la relación o tomar decisiones. Sin embargo, este es un pésimo momento para ello. Puede que necesites pasar un tiempo a solas para volver a regularte, así que prométete a ti mismo que no dirás ni harás nada *en caliente* que pueda hacer daño. Recuerda que cualquier asunto importante puede discutirse mañana.

ESCRIBE TUS MIEDOS Y RESENTIMIENTOS TAN PRONTO COMO PUEDAS. No tienes que esperar a que sea «la hora» para sentarte a escribir. Escribe en cuanto sientas que el problema se agita en tu interior. El cambio que genera la Práctica diaria es algunas veces drástico y otras sutil, pero en cualquier caso puede aportar un enorme alivio emocional.

A veces, al escribir brotan lágrimas o se percibe una gran liberación, como si el problema se hubiera evaporado. Otras veces no se siente nada especial. Todas estas respuestas son normales. Permite que la Práctica diaria trabaje para aliviar tu estrés, a fin de que tus decisiones vuelvan a ser visibles para ti y todo te resulte más llevadero.

Con la práctica, marcarás una pequeña distancia entre una emoción fuerte y tu respuesta. Hacer una pausa en este momento para re-regularte y pensar con claridad puede salvar relaciones y cambiar tu vida.

MIENTRAS SANAS, «TITULA» TUS INTERACCIONES SOCIALES. *Titulación* es una palabra prestada del campo de la medicina que describe la administración de pequeñas cantidades de un fármaco y la posterior pausa para comprobar la respuesta. Si la reacción es negativa, hay que esperar; si va bien, se administra un poco más del fármaco. Después de probar estas pequeñas cantidades, una tras otra, se logra dar con la dosis correcta. Esta analogía es muy útil para explicar tus esfuerzos por relacionarte con los demás: pequeños pasos con pausas posteriores para evaluar cómo te va, cómo te sientes y si la interacción ha activado alguna desregulación.

Por ejemplo, si has estado aislado, pero contactas con un viejo amigo, la primera vez puedes organizar un encuentro para tomar un café. Después, puedes recurrir a tu Práctica diaria para procesar cómo te ha ido y volver a regularte. Si ha ido bien, plantéate almorzar la próxima vez, a ver qué tal. No tienes por qué precipitarte y planificar un gran día juntos. Dar pequeños pasos primero te da la oportunidad de «comprobar la temperatura», y así evitar la sensación de agobio o caer en viejos patrones de conducta.

ESTABLECE LÍMITES QUE TE AYUDEN A SEGUIR REGULADO. Puede que entiendas los límites como una serie de normas que deben seguir los demás para que no *te* molesten ni *te* pongan nervioso. Sin embargo, si tu «límite» es un intento de hacer que otro adulto se comporte de una determinada manera para que tú te sientas bien, se trata de una *preferencia*, no de un límite. Puedes pedir lo que quieras, pero, si la otra persona no está de acuerdo o no puede (o no quiere) cumplirlo, te toca a ti decidir qué vas a hacer: dar un paso atrás, poner fin a la relación, aceptarla tal y como es o rociarle gas pimienta en la cara, si es necesario. Tus límites son aquello que estás dispuesto a hacer para proteger tu seguridad, tu tiempo, tu cordura, tu espacio personal y tu cuerpo de lo que no toleras.

Algunos ejemplos habituales de límites pueden ser no beber alcohol, no trabajar los fines de semana o salir solo con personas que tengan la intención de casarse. En los momentos en que estés trabajando duro en la superación del trauma, es posible que te convenga marcar algunos límites temporales más, como irte a dormir antes de las once de la noche, evitar las visitas prolongadas a familiares con los que hayas tenido conflictos dolorosos o no hablar de experiencias traumáticas con personas que no sean un terapeuta o un amigo íntimo.

Cuando no tenemos claros nuestros límites, cualquier tipo de contacto nos puede resultar amenazador, lo que nos lleva a intentar controlar a la gente o a evitarla. También puede ser una invitación directa a que nos pisoteen, con el consiguiente resentimiento y la necesidad de alejarnos. Esto rompe la conexión y, si no se soluciona, puede derivar en una vida de evitación. Así es como corremos el riesgo de hacer realidad nuestro mayor miedo: vivir toda la vida en soledad.

Cuando conoces tus límites y sabes que vas a respetarlos, no tienes que preocuparte por bloquearte ante cualquier reunión social. Puedes llegar a conocer a la gente, detectar señales de alarma e ir acercándote poco a poco, porque sabes que, si hay algo raro, te apartarás.

Fijar límites y atenerte a ellos es la mejor manera de darte la libertad de protegerte y conectar con las personas que te interesa conocer.

ASUME LA RESPONSABILIDAD DE TUS REACCIONES TEMEROSAS. Es posible que durante toda tu vida hayas gestionado la desregulación eludiendo las situaciones sociales que la activaban. Gracias a la sanación, ahora tienes otra opción: puedes trabajar en tus reacciones, dejar que los demás sean ellos mismos y quedarte para disfrutar de la interacción con personas con las que tendrías una relación positiva y segura en tu vida.

La epifanía llega cuando aceptas que tus desencadenantes no los originan las personas que te rodean, sino que proceden de tu *interior*. Aunque consiguieras que los demás cambiaran (lo cual es poco probable), tus miedos y resentimientos seguirían aflorando y tú te sentirías alterado. Tu tarea ahora es calmar tus desencadenantes y cultivar el discernimiento y la confianza para ampliar de forma gradual tu círculo de contactos.

Cuando alguien te molesta, puedes liberarte del impulso de *decirle* (al menos en ese momento) lo mucho que te fastidia.

El miedo distorsiona tu forma de pensar y es fácil ser irracional mientras estás desencadenado. En lugar de echarles la culpa a los demás por cómo te sientes, puede resultarte útil darte cuenta de las reacciones desencadenadas que surgen en ti y que otras veces te han llevado a la desregulación. En estos momentos, puedes trabajar para re-regularte (como siempre, el bolígrafo y el papel te ayudarán, estés donde estés). Lo que digas en un estado más regulado va a ser muy diferente de lo que dirías si hablaras *mientras* te invade todo el miedo.

Tus miedos y resentimientos son el «residuo» natural de vivir tu vida y de todo lo que has pasado. Es algo normal, una forma de liberar el estrés. Con la práctica, descubrirás que soltarlos es más fácil de lo que crees. En un estado de calma y lucidez, puedes elegir acercarte o dejarte llevar; puedes expresarte o guardar silencio; puedes poner límites o abrir tu corazón, pero nunca más tendrás que dinamitar la situación por el simple hecho de que tus sentimientos no hayan tenido salida y te hayas visto desbordado.

Si tienes un encontronazo con alguien, ahora puedes manejar la situación de una manera novedosa que deje abierta la posibilidad de una comunicación honesta y la reparación del vínculo.

APRENDE A FRENAR UNA CONVERSACIÓN QUE ESTÁ SUBIENDO DE TONO. Cuando la ira se desborda y un conflicto amenaza con agravarse, hay formas de superarlo sin recurrir al abandono, al silencio o a la rabia. Esto es lo que hay que hacer:

1. Reconoce que cada vez te sientes más emocional o desregulado.
2. Pide un breve descanso (de cinco a quince minutos). Si la otra persona y tú sois íntimos y sabe que te desregulas, puedes explicarle con franqueza que te notas en un

estado de tensión y que te gustaría hacer una pausa en la conversación para evitar decir cosas que no piensas o hacer daño sin querer.

3. Si se trata de una relación no tan estrecha, puedes aducir otro motivo para la pausa (por ejemplo, que necesitas hacer una llamada o consultar el correo electrónico).

4. Avisa a la otra persona de cuándo volverás para terminar la conversación (por ejemplo, «dentro de quince minutos») y luego regresa de verdad.

5. No critiques a la otra persona ni la culpes de tu desregulación, aunque creas que ha sido ella quien la ha provocado. Así, lo único que consigues es intensificar la discusión, y el objetivo ahora mismo es rebajarla.

6. Céntrate en mantener una comunicación abierta y afectuosa que evite que tengas que irte o callarte.

7. Si te tomas un descanso, aprovecha tus herramientas para volver a regularte (por ejemplo, la Práctica diaria o las medidas de emergencia para re-regularse de la página 109).

SI HAS HECHO DAÑO A ALGUIEN, DISCÚLPATE. Una disculpa sincera y profunda no solo tiene el poder de reparar la relación, sino también de llenar tu vida de felicidad y propósito, así como de reponerte de la vergüenza y la baja autoestima. Estos son los pasos que puedes seguir para disculparte con honestidad:

1. DEDICA TIEMPO A PREPARAR TUS DISCULPAS. Pedir perdón en el acto también está bien, pero aclara primero qué has hecho para que tengas que disculparte, si tienes tiempo. Consúltalo con un amigo de confianza para asegurarte de que estás asumiendo la responsabilidad justa (ni mucha ni poca).

2. ESCRIBE TUS MIEDOS Y RESENTIMIENTOS SOBRE LA SITUACIÓN.
Al tener menos miedo y resentimiento, dispones de más
capacidad para ver lo que está pasando y lo que debe
hacerse al respecto (si es que hay que hacer algo), y es
muy probable que descubras que sientes más empatía
por la otra persona y por ti mismo.

3. TOMA NOTAS PARA REPASAR LOS DETALLES DE LO QUE HICISTE,
y escribe cómo te sentirías si estuvieras en el lugar de tu
amigo (¿herido?, ¿avergonzado?, ¿traicionado?).

4. PIENSA EN LA FORMA EN QUE VAS A HACER LAS COSAS A PARTIR
DE AHORA. No te engañes a ti mismo. Sé realista y no te
limites a decir lo que crees que se espera de ti.

5. PRESENTA TUS DISCULPAS. Ponte en contacto con la persona implicada y hazle saber que te gustaría pedirle
perdón por algo. De este modo, se preparará psicológicamente y decidirá si está dispuesta a recibirte.
Reúnete cara a cara si puedes, o por teléfono o videoconferencia. Envíale un mensaje de texto o un correo
electrónico si es la única manera que tienes de con-
tactar con ella.

6. LIMÍTATE A MENCIONAR TU PAPEL EN EL PROBLEMA Y DEJA EL
SUYO PARA ELLOS. No digas nada sobre su responsabilidad.
Si quieren comentarlo, lo harán (pero hazte a la idea de
que es probable que no aprovechen la oportunidad para
admitir lo que hicieron mal). Tal vez no estés dispuesto
a acercarte a esa persona si no se disculpa, eso ya es
asunto tuyo, pero al menos podrás reconocer la parte
que te corresponde y dejar de sentirte culpable.

He aquí una fórmula para saber qué decir:

1. DI: «ME GUSTARÍA PEDIRTE DISCULPAS POR (menciona lo
que hiciste)».

2. Muéstrate lo más sincero y preciso posible. Te prestarán más atención si demuestras ser consciente del motivo de tu ofensa.
3. No pongas excusas como «tenía mucho estrés», «estaba cansado» o «¡tú me lo hiciste primero!».
4. Explícales cómo te sentirías si te lo hicieran a ti. Podrías decir: «Sé que me enfadaría y me sentiría traicionado si me pasara a mí. Me preocuparía lo que pensaran los demás».
5. Haz ver que lo entiendes. No le restes importancia, pero tampoco te rebajes. Lo único que de verdad puede hacer que la otra persona relaje su corazón resentido, te escuche y se abra a la posibilidad de sanar es tu empatía.

Para tu diario
· · · · · · · · · · · ·

- ¿Alguna vez has tenido una reacción intensa y luego te has arrepentido? ¿Qué ocurrió?
- ¿Qué opinas acerca de que tu respuesta desencadenada provenga de ti y no de otras personas?
- ¿Los demás vulneran tus límites? ¿De qué forma?
- ¿Conoces bien tus límites? ¿Eres capaz de expresarlos y respetarlos?
- ¿Alguna vez has perdido relaciones que valorabas a causa de un conflicto? ¿Se podría haber evitado? ¿Es posible arreglarlo?

Tarea para la Práctica diaria

Afrontar tus problemas con los vínculos afectivos puede abrir viejas heridas y hacer que te cuestiones tu papel en relaciones que han resultado difíciles o se han perdido. Date tiempo suficiente para escribir todos los miedos y resentimientos que hayan aflorado, y luego reposa tu mente con la meditación. Tu Práctica diaria te ayudará a procesar antiguas heridas, dudas y rencores que surgirán de manera natural a medida que conectes con más gente de una forma más profunda. Escribir y meditar con asiduidad puede servirte para reforzar tu confianza en que, pase lo que pase, cuando entables una relación con otras personas serás capaz de afrontarlo.

Sanar tu capacidad de relacionarte es un esfuerzo diario que requiere valentía y persistencia, pero que trae recompensas enseguida y te hace más fuerte por todo el buen trabajo de sanación que estás llevando a cabo. Descubrirás una fuerza en tu interior mayor de lo que jamás imaginaste, junto con una renovada resistencia a las conductas desreguladas y autodestructivas que antes te impedían prosperar.

Antes, puede que te fuera imposible alcanzar esta fase de sanación. Sin embargo, ahora cuentas con la Práctica diaria y con la certeza de que tu renovada habilidad para re-regularte y conectar con otros te respaldará en el *siguiente* paso de tu recuperación, que abordaremos en el próximo capítulo: reconocer y mencionar las conductas autodestructivas que te han limitado.

CAPÍTULO 8

Traumas «internos» y conductas autodestructivas

AL IGUAL QUE OCURRE con otros síntomas del TEPT-C, las conductas autodestructivas se activan por los desencadenantes y luego se exacerban por la desregulación y la desconexión, así que todo el trabajo que has ido realizando hasta ahora en este libro te ha preparado para este desafiante, aunque poderoso, paso en tu sanación: el momento en que te enfrentas a aquello que *haces* y que te sigue traumatizando.

Esta faceta de nuestro trauma rara vez se menciona; la mayor parte de la terapia y la literatura se centran por completo en lo que se nos ha hecho —vamos a llamarlo traumas «externos»—, como el maltrato y la negligencia de los padres, haber crecido en la pobreza o que los compañeros de colegio nos hicieran *bullying*, por ejemplo. Cuantos más traumas externos hayas sufrido antes, más probabilidades tendrás de desarrollar traumas «internos», es decir, creencias y acciones de tu vida actual que *agravan* el efecto de las heridas originales.

Los traumas internos surgen como una inocente huida del dolor, pero, si persisten, pueden convertirse en una fuente de nuevas heridas y dificultades en la vida. Se trata de cuestiones como acabar siempre en relaciones tormentosas, minar tu carrera profesional con un comportamiento desregulado o fumar dos paquetes de tabaco al día (por poner solo algunos ejemplos de conductas autodestructivas que conozco muy bien). El trauma interno puede ser tan dañino o peor que lo que nos ocurrió en el pasado, así que también es importante afrontar y sanar este componente.

Algunas personas creen que centrarse en la forma en que nos volvemos a traumatizar es culpar a las víctimas. Es cierto que fuiste una víctima, pero ahora eres tú quien puede transformar tu vida y, si no enfrentas esta realidad, corres el riesgo de quedarte atrapado en el victimismo.

No es tu culpa haber sufrido un trauma en la infancia. Tampoco lo es que te haya afectado todos estos años o que te haya costado cambiar. Ahora bien, si te enfrentas a tus heridas internas y las sanas, podrás elevarte y acceder a tu poder interior para construir la vida fructífera y feliz que mereces.

En este capítulo, voy a mostrarte las conductas autodestructivas más comunes para que puedas identificar las que están presentes en tu vida y decidir cuáles son las que tienes que corregir primero. Además (es una de mis partes favoritas de este libro), compartiré una descripción de lo que se siente cuando tus hábitos nocivos van sanando.

Un paso valiente y decisivo

Es complicado reconocer que, en ocasiones, somos nosotros mismos los responsables de agravar nuestros propios problemas. Seguro que te ha pasado al intentar ayudar a alguien que se pone a la defensiva y se niega a aceptar un fallo.

Es posible que te hayan criticado e invalidado tanto que tengas la sensación de que admitirlo podría acabar rompiéndote el alma. Por eso, he reservado este capítulo del libro para esta etapa de tu proceso de sanación, porque ahora ya dispones de conocimientos y herramientas y tu alma está fortalecida y preparada.

Todo el mundo muestra conductas autodestructivas, pero quienes han sufrido un trauma tienden a presentar *más*. Junto con la desregulación y la desconexión, estos comportamientos dañinos forman parte del «taburete de tres patas» que definí al principio del libro, las tres áreas en las que el TEPT infantil se manifiesta en nuestras vidas y en las que debemos centrar nuestra recuperación.

Cuando dedicamos tiempo a pensar en el daño que nos hemos causado a nosotros mismos, no estamos negando el que nos infligieron otros. Si las personas que te lastimaron nunca asumieron la responsabilidad, deberían hacerlo, y ojalá algún día, si todavía viven, te pidan disculpas.

Sin embargo, aunque esas personas admitan su error, pidan perdón por lo que hicieron y compensen por ello, la herida traumática ya se ha producido y el daño está hecho. Puedes indagar en el pasado, tomar acciones legales, escribir un libro, enfrentarte a tu familia o incluso perdonarlos si así lo deseas, pero *la única persona que puede sanar tus heridas de trauma ahora mismo eres tú*.

Este es un punto de inflexión en tu proceso de sanación: es el momento de declarar el duelo por lo que se perdió y por lo que merecías, pero nunca tuviste, y de tomar las riendas de tu recuperación a partir de ahora. Ha llegado la hora de tu *soberanía*. Tú estás al mando y decides los próximos pasos que darás en tu vida, así como el grado de compromiso que pondrás en tu curación día a día y los métodos que vas a probar. Puedes consultar a expertos como terapeutas, médicos, grupos de apoyo y libros (como esta obra), pero serás *tú* quien tome la decisión sobre qué comportamientos y síntomas tienen prioridad para ser sanados y cuáles consideras (al menos por ahora) que están resueltos.

Prepárate para hacer una lista de tus conductas autodestructivas

En la página siguiente encontrarás una lista de traumas internos, es decir, conductas y actitudes comunes que nacieron a raíz de traumas externos y que pueden convertirse en hábitos dañinos para ti y, a veces, para otras personas.

Algunos de estos comportamientos son graves y otros no tanto; suele tratarse de una cuestión de grados, y eres tú quien debe decidir si algo constituye un problema que requiere tu atención. Ciertos aspectos de la lista pueden parecer mucho más importantes que los obstáculos que tú enfrentas, pero pueden pasarle a cualquiera si las circunstancias se ponen lo bastante difíciles. Ninguno de nosotros está por encima de las dificultades de la vida.

Hay conductas autodestructivas que únicamente te perjudican a ti, mientras que otras afectan a más gente. Muchas aumentan las probabilidades de que caigas en otras prácticas dañinas, lo que tiende a sumir tu vida en un estado de crisis, dolor y estancamiento.

Sean cuales sean tus conductas, tan pronto como las reconoces se inicia la sanación y se abren caminos alternativos. Allí donde hay opciones, ¡hay esperanza! Lo que te hace falta es determinación y tiempo; al margen de lo que haya ocurrido en el pasado, puedes dejar de repetir viejos patrones. Has nacido para sanar.

Tus comportamientos autodestructivos podrían distar un poco de los que aparecen en la lista, pero verlos escritos te ayudará a ponerles nombre, empezando por los problemas obvios que sabes que te están limitando. A medida que avance tu recuperación, te darás cuenta de algunas de las formas más sutiles con las que pierdes el norte o frenas tu propio progreso.

Tal vez te veas en la tentación de elaborar enormes listas de tareas o de machacarte. Sin embargo, no hay necesidad de caer en ninguna de las dos cosas. Lo único que tienes que hacer es leer sobre las conductas autodestructivas y reconocer las que creas que están presentes en tu vida. Toma notas a medida que avanzas en tu diario.

Mi consejo es que recurras a la Práctica diaria una vez que termines este capítulo (o incluso mientras lo lees), ya que puede ayudarte a procesar los recuerdos y sentimientos que emerjan al reflexionar sobre tu responsabilidad en los problemas que tienes hoy.

Las conductas autodestructivas más frecuentes

- DESCUIDAR EL CUERPO. Se refiere a llevar ropa poco apropiada, sucia o en mal estado, tener una higiene deficiente o vivir en un lugar insalubre, muy deteriorado o desordenado. También comprende el hecho de no someterse a los cuidados médicos y dentales básicos, no consumir porciones saludables de alimentos nutritivos y no hacer el ejercicio físico que el cuerpo necesita.
- CULPABILIZAR. Se manifiesta como una dificultad para reconocer tu propia responsabilidad en los problemas, o como una forma de desprestigiar a otros para que los demás tengan una opinión negativa sobre ellos. Podrías creer que «atraes» a personas conflictivas, como si no tuvieras nada que ver en escogerlas o en vincularte a ellas. La culpa también es el pensamiento victimista, la amargura y la creencia de que todas tus desgracias son el resultado de vivir en un país concreto, de pertenecer a una raza, del propio racismo, del sexismo, de los extranjeros, de un partido político, de la religión o de la

falta de creencias, de ciertos alimentos, de tus padres, etc. También es el machacarte y culparte en exceso (o por cosas que no hiciste).

- *TOXICAJE*. Uso esta palabra para referirme a la tendencia impulsada por el trauma de querer encajar con personas o en situaciones inaceptables. Es una estrategia de supervivencia que se aprende en la infancia, cuando no tenías otra opción que tolerar una crianza peligrosa o negligente. Si esta maladaptación se prolonga hasta la edad adulta, puede conducirte a que te apegues a parejas tóxicas, trabajos miserables y situaciones de vida intolerables. A menudo va acompañada de un miedo paralizante al abandono.
- PENSAMIENTO TODO O NADA. Las personas traumatizadas se sienten especialmente atraídas por opiniones, grupos, figuras de autoridad o sistemas de creencias extremos. Con frecuencia, te indignas cuando ves las noticias e incluso te alimentas de esa rabia para salir de la depresión. Puede que esto te haya restado libertad para disentir sin que ello se convierta en conflicto, o de retirarte cuando lo más saludable es dejar la situación atrás. Es posible que te des cuenta de que tiendes a dominar a otros o que estás rodeado de personas que lo hacen, y esto te ha llevado a perder el contacto con tu familia, amigos, colegas o vecinos.
- ANESTESIARSE CON DETERMINADAS SUSTANCIAS. Hace referencia al consumo de drogas y alcohol en exceso, con cierta frecuencia o de un modo que afecta a la crianza de los hijos, a las relaciones, a la salud física y mental, a la vida laboral y a las finanzas, así como a la seguridad, la dignidad y el bienestar emocional propio y el de todas las personas con quienes te relacionas. No cabe duda de que hay quienes pueden consumir drogas y alcohol

sin sufrir ningún perjuicio. Sin embargo, merece la pena preguntarse si un consumo moderado ayuda o entorpece el proceso de sanación del trauma, sobre todo teniendo en cuenta que los tóxicos reducen el autocontrol y aumentan la probabilidad de que adoptes otras conductas autodestructivas.

- USO ADICTIVO DE LOS MEDIOS DE COMUNICACIÓN Y EL ENTRETENIMIENTO. Se refiere al uso desmedido de televisión, plataformas de *streaming*, páginas de Internet, juegos y redes sociales, de tal forma que afecte al sueño, las comidas, las actividades cotidianas, las responsabilidades familiares, el trabajo, los estudios y la economía personal. También hace referencia al tiempo que pasas pegado al móvil, sobre todo si lo haces cuando hay gente presente que espera interactuar contigo (por ejemplo, en la mesa) o si ese tiempo les roba a los demás el suyo, así como la atención y el apoyo que legítimamente esperan de ti (por ejemplo, tu pareja y tus hijos).

- FALTA DE HONRADEZ. Aquí entran la mentira, los robos, la infidelidad, la evasión de impuestos y deudas, así como otras formas de infringir la ley. Aunque hay excepciones para cada regla, el criterio para determinar la falta de honradez es saber si estás intentando engañar a alguien (o a un grupo u organización) que ha depositado su confianza y buena fe en ti. También puede ser exagerar, hablar a espaldas de los demás, callarse cuando por error alguien te ha pagado de más u ocultar datos importantes sobre ti (mentir por omisión) a personas que tienen derecho a saber la verdad, como el hecho de no decirle a tu pareja o a alguien con quien estás saliendo si estás abierto (o no) al matrimonio o a tener hijos, o si ya estás casado.

- PROBLEMAS LABORALES. Puede tratarse de relaciones conflictivas de carácter crónico con jefes y compañeros de trabajo, un patrón de estancamiento en un empleo poco gratificante o ganar menos de lo que uno necesita o de lo que sería justo. También podría implicar el hecho de no querer formarse ni desarrollar las habilidades que la profesión exige para estar al día o progresar. Para algunas personas, el resultado de esto es el desempleo crónico, o un ciclo de despidos, demandas contra su empleador o ser ellos mismos los objetos de las demandas.

- IRRITABILIDAD. Es el hecho de tener discusiones y peleas frecuentes con amigos, vecinos, pareja y familiares. También hace referencia a despotricar, montar en cólera, colgar o bloquear a la gente a la primera señal de conflicto, tratar mal a los demás y ser violento.

- PREOCUPACIÓN EXCESIVA POR LOS DEMÁS. Esto puede adoptar la forma de codependencia si desatiendes tus propias necesidades y tu crecimiento personal y, en su lugar, presionas a otra persona para que mejore su vida porque crees que solo así serás feliz. La atención hacia los demás puede presentarse como la búsqueda de aprobación cuando descuidas tus propias necesidades y te esfuerzas por hacer que los demás te acepten (o cesen su abuso hacia ti).

- ATRACCIÓN HACIA PAREJAS O AMISTADES CONFLICTIVAS. Esta es una de las conductas autodestructivas más perjudiciales. Tal vez te veas repitiendo un patrón de relaciones con parejas que no están emocionalmente disponibles (o que no están disponibles a secas, porque están casadas y deben ocultar a los demás que están contigo). Puede tratarse de una dinámica que involucre vínculos con alcohólicos o adictos, con personas que son maltratadoras, controladoras o que atentan contra otras relaciones, contra tu familia y tu situación económica. Este comportamiento a menudo va de la mano de quejas (muchas veces en las redes sociales) sobre un ser querido que es maltratador, narcisista o alguien horrible por otros motivos; sin embargo, la persona se mantiene en la relación y justifica la necesidad de seguir en ella.

- LLEVAR UNA VIDA SENTIMENTAL INSATISFACTORIA. Aquí entran el deseo de tener un noviazgo, aunque sin proponer ni aceptar una cita; continuar en una relación tóxica o tener un comportamiento destructivo (engañar, privar de afecto o sexo o denigrar a la pareja), pero sin dejarla.
- TENER UNA ACTITUD SEXUAL INAPROPIADA. Esta conducta autodestructiva abarca el comportamiento compulsivo en torno al sexo y la promiscuidad. También es el hecho de presentarse con una apariencia y una actitud sexualizadas en exceso, de tal modo que se lastime a los demás y se menoscabe el sentido de la dignidad, la seguridad emocional y la propia capacidad para ser honesto y «sincero» en torno al sexo y la dinámica de las relaciones. Comprende el coaccionar a otras personas para que hagan algo que no quieren o aceptar la coacción por parte de alguien. A veces, una tendencia a los embarazos no deseados indica coacción o disociación en torno al sexo.
- LA IDEALIZACIÓN ROMÁNTICA O FINANCIERA. Este tipo de fantasías se vuelven contraproducentes cuando se convierten en una huida de la realidad; es decir, en no estar presente cuando las cosas se ponen difíciles y, en consecuencia, no actuar de forma sensata ante los problemas. La idealización romántica se vuelve perjudicial cuando te obsesionas o te encaprichas con alguien que no puede o no quiere estar contigo, hasta un punto que merma tu felicidad al igual que tus relaciones y obligaciones, tanto personales como profesionales. Las expectativas irreales alimentadas por la fantasía pueden llevarte a hacer promesas imposibles de cumplir. Puedes darle un

peso excesivo a relaciones, eventos, aspectos personales o perspectivas profesionales.

- EVITAR A PERSONAS, OBLIGACIONES Y COMPROMISOS. Ante una crisis, apartarse y refugiarse en la soledad puede brindar un alivio vital para un sistema nervioso saturado y unas emociones desbordadas. Sin embargo, a largo plazo, la evitación impedirá tu crecimiento personal y dejará que prolifere lo peor de tu carácter. La evitación puede manifestarse en forma de procrastinación, de negativa a comprometerse en relaciones a largo plazo y de huida cuando las personas se acercan a ti (o necesitan tu ayuda). La evitación puede ser una conducta encubierta, es decir, cuando hay gente en tu vida para la que nunca estás presente, o cuando intentas mantenerla a distancia. También puede manifestarse de manera más discreta, como cuando no llevas nada a una comida donde se espera que todos aporten algo o cuando no respondes a las llamadas.
- ENDEUDAMIENTO. Puede que estés llevando un estilo de vida que no se ajusta a tus ingresos para poder costear tu casa, tu coche o la terapia, con la idea de que «en algún momento el dinero regresará», pero sin tener claro el camino hacia la estabilidad financiera. Este tipo de conducta autodestructiva se puede presentar a través de la ejecución hipotecaria, la ludopatía, la quiebra y, en algunos casos, el sinhogarismo.
- REPETICIÓN DE PATRONES TRAUMÁTICOS. La mayoría de las personas con TEPT infantil enfrentan dificultades en su vida similares al trauma inicial. Los que crecieron en un entorno violento suelen acabar en relaciones abusivas. Quienes fueron desatendidos seguirán encontrándose con parejas no disponibles, pues son incapaces de detectar los problemas o de alejarse cuando estos aparecen.

Cuando te enfrentas a dificultades parecidas a las que sufriste en la infancia, es probable que entres en estado de congelación, que recaigas en la desregulación y que sientas una profunda rabia y ansiedad, lo que te lleva a volver a viejos hábitos.

PARA TU DIARIO
• • • • • • • • • • • • •

- Enumera algunas de las conductas autodestructivas que más afectan a tu vida (pueden estar o no en la lista anterior). Después, al lado de cada una, asígnales una puntuación en una escala del 1 al 5, siendo 1 «poco dañina» y 5 «me arruina la vida».
- ¿Hay algún comportamiento con una puntuación alta («dañino») que estés dispuesto a cambiar?
- ¿Qué pasos podrías dar en los próximos siete días para ponerte en marcha? ¿Hay alguna medida que puedas adoptar hoy mismo?

Identifica las conductas que quieres corregir

En las siguientes páginas, te guiaré a través de un ejercicio para identificar los comportamientos que pueden estar provocándote nuevos traumas. Mientras realizas este ejercicio, es posible que te sientas inclinado a los extremos: a atacarte a ti mismo por ser pésimo en mil aspectos o a negar que exista problema alguno. Casi todos adoptamos un poco de ambas posturas. La honestidad conlleva admitir un error, pero intentamos ponerlo en perspectiva. Ninguno de nosotros *pidió* tener TEPT infantil; nuestra conducta es una reacción normal ante experiencias terribles que, en su momento, nos ayudaron a proteger nuestras mentes y cuerpos, pero ahora, si estamos preparados, podemos empezar a transformar todo esto, tomar el rumbo adecuado y alcanzar la libertad.

Ver cómo hemos decepcionado a otros o limitado nuestras propias opciones puede ser intimidante, así que procede con DELICADEZA en este paso. Ser delicado implica observar con sinceridad, pero también con compasión, esperanza y hasta con un poco de humor. Mediante la sanación y algún esfuerzo audaz, confiamos en que nuestros defectos irán a menos y nuestros puntos fuertes florecerán.

AUTOEVALUACIÓN:
¿CUÁLES SON TUS CONDUCTAS AUTODESTRUCTIVAS?

A continuación, se exponen algunas conductas autodestructivas que son comunes en las personas que crecieron con un trauma. Consulta las preguntas y las instrucciones en «Para tu diario», que aparece en la página siguiente.

- Descuidar el cuerpo.
- Culpabilizar.
- Toxicidad.
- Pensamiento todo o nada.
- Anestesiarse con determinadas sustancias.
- Consumo adictivo de alimentos.
- Uso adictivo de medios de comunicación y entretenimiento.
- Falta de honradez.
- Problemas laborales.
- Irritabilidad.
- Preocupación excesiva por los demás.
- Atracción hacia parejas o amistades conflictivas.
- Llevar una vida sentimental insatisfactoria.

- Tener una actitud sexual inapropiada.
- Evitar a las personas, las obligaciones y el compromiso.
- Endeudamiento.

PARA TU DIARIO

Para cada una de las conductas recogidas en la página anterior, responde a las siguientes preguntas. si es necesario, consulta las descripciones completas de las páginas 171 a 176.

- ¿Con qué frecuencia presentas esta conducta?
- ¿Hasta qué punto te perjudica a ti o a los demás?
- ¿Influye la desregulación en este comportamiento?
- ¿Repercute el sentimiento de desconexión o de soledad en este patrón de conducta?
- Si esto cambiara, ¿cuánto mejoraría tu vida?

Ahora decide qué aspectos son prioritarios para el cambio:

- De todos los comportamientos que acabas de analizar, ¿a cuál te gustaría dar prioridad para modificarlo? Escríbelo en tu diario.
- Si quieres, puedes elegir más de uno, pero no te propongas trabajar con más de tres a la vez (podrás ocuparte de más conductas en otro momento). Cuando dudes sobre qué hábitos priorizar, escribe tus miedos y resentimientos y observa qué sucede.

Tarea para la Práctica diaria

Cuando te enfrentas a situaciones duras, resulta fundamental que te sirvas de tu Práctica diaria para procesar los pensamientos de miedo y resentimiento, pues se enredan de forma inevitable en los recuerdos dolorosos. Dedica un poco más de tiempo de lo habitual a escribir y tómate veinte minutos para meditar con calma.

Las señales que indican que tus conductas autodestructivas se están corrigiendo

Te felicito por el gran esfuerzo que has demostrado en este capítulo al enfrentarte a las conductas que te gustaría corregir y establecer prioridades entre ellas. Antes de pasar al siguiente capítulo, quiero dejarte una lista de señales que indican que tu sanación está en marcha. Marca esta página y revísala de vez en cuando para confirmar cuántas se han cumplido en tu caso.

A MEDIDA QUE EL TRAUMA VA SANANDO, DEJAS DE PERCIBIR LAS COSAS —LAS PERSONAS, LAS SITUACIONES E INCLUSO A TI MISMO— EN TÉRMINOS DE TODO O NADA. Ya no las consideras ni buenas ni malas. Aprendes a apreciar la complejidad de la vida; entiendes que las personas pueden tener fallos y, aun así, ser buenas. Te indignas menos y muestras más curiosidad, menos prisa y más constancia. Pierdes el interés por las ideas extremas o las figuras de autoridad, y fortaleces la capacidad para relacionarte con todo tipo de gente. Las relaciones desiguales tienden a volverse más igualitarias o se rompen del todo. Ya no sientes tanta necesidad de apartar a personas de tu vida. Piensa en todo el conflicto que esto te generaba en el pasado y en lo bien que te sientes al estar en paz.

TE NACE EL DESEO DE CUIDAR TU CUERPO. En parte, es porque tienes más calma y energía para hacer actividades como pasear, usar el hilo dental o comprar ropa que te quede bien. Te sientes un poco más animado y, por eso, cuando te cuesta salir de casa o estás cansado por haber estado viendo la tele hasta la una de la mañana, ya no te parece que valga la pena seguir con esos hábitos. Puedes enfrentarte a tus adicciones y tomar medidas para superarlas. Un pasito tras otro te lleva a ver la vida con más claridad y entusiasmo, y querrás hacer aún más cosas beneficiosas por ti.

SE TE ANTOJAN ALIMENTOS SANOS EN VEZ DE COMIDA BASURA. Los traumas del pasado pueden dar lugar a todo tipo de problemas, desde la obesidad y los trastornos alimentarios hasta la tendencia a afrontar el estrés con atracones de carbohidratos y azúcar. Este tipo de alimentos tranquilizan en un primer momento, pero desregulan a largo plazo. Y, a medida que vas sanando, ya no quieres tener esa sensación.

HAS PERDIDO LAS GANAS DE DARTE ATRACONES DE CONTENIDO MULTIMEDIA, POR EJEMPLO DE TELEVISIÓN, DE VIDEOJUEGOS O DE ESTAR MIRANDO EL MÓVIL TODO EL TIEMPO. Antes, estas adicciones te parecían más importantes que dormir, comer, hacer tu trabajo bien o vivir en el presente. Ahora tus dispositivos son meras herramientas y te has liberado de la necesidad compulsiva de recurrir a ellos.

YA NO TE ATRAE LA IDEA DE DISTORSIONAR LA VERDAD. Has dejado atrás comportamientos como exagerar, ocultar información importante sobre ti o mentir. No hay nada que esconder ni de lo que avergonzarte. Tienes menos problemas y eso te permite ser más abierto sobre lo que sucede en tu vida. Ser tú mismo te hace sentir mejor. Ahora notas una cierta incomodidad cuando *no* te muestras tal y como eres. *Quieres* que la verdad impregne tu vida, y, si hay alguien en tu entorno que no puede lidiar con tu auténtico yo y tus verdaderos sentimientos, eres capaz de asumir con tranquilidad que no está destinado a estar contigo. Al irse, aunque la despedida sea dolorosa, queda un amplio y acogedor espacio donde puede estar alguien que te ama y te acepta tal como eres.

TU VIDA LABORAL MEJORA. Ya no te quedas anclado en un trabajo poco gratificante. Has ajustado tu perspectiva sobre ese empleo o has encontrado uno nuevo. Si antes la escasez de trabajo suponía un problema, todos los cambios positivos que se están produciendo hacen que te resulte más fácil encontrar empleo y generar ingresos que te mantengan a ti y a las personas que dependen de ti. Sabes cómo protegerte de los jefes explotadores o abusivos. Has perdido el interés por entrar en conflictos laborales y has adquirido la habilidad de acudir, hacer un buen trabajo, animar a tus compañeros y (cuando sea oportuno) defender tus ideas y a ti mismo.

DEJAS DE CULPARTE A TI MISMO O A LOS DEMÁS DE LOS PROBLE-MAS Y TE CENTRAS EN ENCONTRAR BUENAS SOLUCIONES. Ya no te enfadas tanto y estás menos irritable. Si algo es culpa tuya, te resulta más fácil reconocerlo y disculparte. Y cuando alguien te debe una disculpa, si no te la ofrece, no te quedas dándole vueltas. Ya no sientes la imperiosa necesidad de convertir a otras personas en tus «proyectos» para mejorar y, en cambio, disfrutas de tu propio proceso de sanación y de la transformación que estás llevando a cabo en tu vida. Las noticias y las publicaciones en las redes sociales cargadas de acusaciones ya no te atraen. Quizá las personas de tu vida desconozcan el motivo, pero se sienten mejor consigo mismas cuando están cerca de ti.

HAS PERDIDO LA ATRACCIÓN POR PAREJAS NO DISPONIBLES Y AMI-GOS CONFLICTIVOS. Relacionarte y estrechar lazos con gente que te causaba problemas (y *seguir* ahí) antes te ocasionaba mucho daño, pero ahora ya no existe esa atracción. Ahora te llaman la atención personas más equilibradas que disfrutan de tu compañía, con las que es fácil hablar con transparencia y resolver los conflictos. El hechizo del trauma se rompe y eres capaz de alejarte de gente y situaciones que te resultan inaceptables, en lugar de intentar controlarlas. Cuando eliges establecer vínculos con otros, puedes avanzar con tranquilidad, expresarte sin reservas y sentirte a gusto, incluso ante la novedad y la incertidumbre. Te complace permitir que los demás sean ellos mismos; ya no los comparas con una versión «mejorada» de ellos que albergas en tu cabeza. Disfrutas de la paz en la soltería y de la armonía en pareja. Por mucho que cambie tu situación sentimental, siempre sientes que te quieren.

PREFIERES LO REAL A LO IMAGINARIO. La tendencia a evadir la realidad y dedicar demasiado tiempo a un romance idealizado o a un éxito empresarial ficticio es común entre las personas que atraviesan traumas. Sin embargo, es solo otra forma de evitar los problemas reales y de actuar de manera conveniente. Durante el proceso de sanación, todo esto te parece menos necesario, y, cuando te sorprendes fantaseando, vuelves con facilidad al lugar donde puedes conectar con la gente y poner en práctica tus objetivos, que es aquí y ahora. Cuentas con tiempo en tu vida para disfrutar de la alegría y la amistad, lo que te brinda la fortaleza necesaria para una vida en conexión.

TE ENCUENTRAS A GUSTO TANTO EN GRUPOS COMO EN INTERAC-CIONES INDIVIDUALES. Como conoces tus límites y sabes cómo aplicarlos, eres libre de aceptar invitaciones de los demás y también de proponerles pasar tiempo contigo. Estás dispuesto a alejarte de gente y situaciones que no te convienen. Sientes un interés genuino por las experiencias de los demás, te gusta escucharlos y compartir tu propia historia. Te rodeas de personas a las que respetas y en quienes confías, y ellos te brindan su respeto y confianza. Encuentras sentido y alegría en tu vida al participar en grupos; eres flexible para asumir funciones de liderazgo en algunas ocasiones, así como para apoyar a quienes lideran.

TU BIENESTAR MATERIAL CONFLUYE DE FORMA POSITIVA. La mayoría de la gente del mundo —incluidas las personas más felices— viven bien sin tener que ser ricos ni famosos, y algunas sobreviven con muy poco dinero. Cualquiera puede pasar por apuros económicos; sin embargo, cuando te liberas de un trauma, resulta más sencillo generar unos ingresos estables, abandonar los esquemas de enriquecimiento inmediato, vivir dentro de tus posibilidades y liberarte del miedo al pasado (cuando quizá estuviste a punto de quedarte sin hogar durante demasiados días al año). Ahora por fin dispones de lo que necesitas.

Todo se va solucionando a la vez —un poco aquí, un poco allá— cuando tienes buenas herramientas para curar tus síntomas de TEPT-C. Puedes descansar por la noche. Eres capaz de enfrentar días complicados. Puedes llevar la cabeza alta, incluso cuando cometes errores, porque no te saboteas de maneras que te causen vergüenza. Así es la sanación cuando no vives en un estado de *retraumatización* constante.

Aunque el progreso sea duro y lento, tú eres la persona que mejor puede curar tus propias heridas traumáticas. Tal vez decidas buscar la ayuda de un amigo de confianza, un grupo de apoyo, una comunidad de doce pasos o un terapeuta. Es beneficioso rodearse de gente que entienda la sanación del trauma y que esté transitando por su propio proceso de recuperación. Lo más valioso que podemos darnos unos a otros es la validación y el apoyo; de esta manera, aunque a veces las cosas se compliquen o resulten excesivas, hallamos la forma de continuar en nuestro recorrido.

Hemos llegado a la conclusión de que este camino es largo, pero al final está lleno de felicidad. En el próximo capítulo, finalizarás este ciclo de sanación (habrá muchos ciclos a lo largo de tu vida). Has realizado un gran esfuerzo para afrontar y sanar tu desregulación, tus heridas afectivas y tus conductas autodestructivas. Ahora es el momento de descubrir y celebrar partes de ti mismo que han estado atrapadas bajo los síntomas del trauma todo este tiempo.

CAPÍTULO 9

Cómo alcanzar la plenitud y autenticidad de tu ser

A QUÍ ESTÁS. Después de haber trabajado duro desde el capítulo 1 al 8, has llegado a la parte más satisfactoria de la sanación.

Millones de personas en todo el mundo siguen batallando con los síntomas del TEPT infantil. Durante mucho tiempo, el camino hacia la sanación ha estado fuera de nuestro alcance: demasiado caro, difícil de encontrar y a menudo ineficaz.

Esto resulta trágico para cada individuo, pues le impide alcanzar su *verdadero potencial*: ser auténtico, pleno y capaz de construir una vida amorosa y fructífera. Muchas personas viven atrapadas por sus propios síntomas traumáticos, abrumadas por la tristeza, sofocadas por el agotamiento y embotadas por la niebla mental, como todos lo estuvimos alguna vez. Al igual que cualquier otra persona de este mundo, también nosotros anhelamos desplegar nuestros dones únicos y compartirlos con el resto del planeta, pero es casi imposible mientras no sanemos. Este es el vacío que el trauma ha dejado en nuestra realidad.

El objetivo de la sanación no es únicamente sentirte mejor, aunque es cierto que lo *necesitas* y que puedes lograrlo. Tampoco va de encontrar el amor (aunque es probable que suceda) o de progresar en el trabajo (lo cual también es factible).

El propósito de tu sanación es alcanzar tu ser verdadero, glorioso y pleno, así como aportar al mundo esos talentos que *solo tú* puedes ofrecer. Te necesitamos, de verdad.

Abriendo camino a un gran cambio

Cuando inicié mi camino para recuperarme del trauma, aquella noche ya lejana, lo único que deseaba era no sentirme tan triste, y eso no tardó en cumplirse. Lo que no sabía en ese momento es que la verdadera sanación y la auténtica felicidad se dan cuando descubrimos lo que estamos destinados a hacer en la vida.

En los primeros diez años de mi recuperación, todo cambió muy deprisa. Me saqué un máster, empecé a prestar servicios de consultoría, tuve dos hijos increíbles y viví un matrimonio efímero con su padre, que acabó en divorcio. Lo que me costó bastante tiempo fue aprender a establecer vínculos con la gente y a involucrarme en grupos, así como modificar mis conductas autodestructivas, sobre todo en lo referente a las relaciones románticas.

Fue un largo camino, y doce años después de empezar con la Práctica diaria, la amargura se apoderó de mí. Mi vida de madre recién divorciada era más dura y solitaria de lo que me hubiera gustado. Aquello parecía demostrarme que esas técnicas no servían de nada, así que dejé de hacerlas.

Al cabo de unos dos años, mis circunstancias empeoraron, en parte por mala suerte y también porque vivía con una desregulación cada vez mayor (aunque sin saber lo que era en aquel momento). Me vi aquejada de problemas de salud y complicaciones que acabaron requiriendo catorce intervenciones quirúrgicas importantes. En la recesión que se produjo tras la crisis inmobiliaria de 2008, los clientes que me habían contratado como consultora perdieron todos sus empleos, y yo me quedé casi sin trabajo durante más de un año. Tenía pocos amigos y, por sentirme sola, cometí un terrible error de juicio al involucrarme con un hombre que resultó tener una grave adicción a las drogas. A los pocos meses de relación, sufrió una sobredosis y murió. Fui yo quien lo encontró.

Este fue el segundo peor momento de mi vida. Y una noche de sábado, mientras mis hijos estaban en casa de su padre, me encontré tendida boca abajo en el suelo, llorando desconsoladamente. No tenía a nadie a quien llamar ni Dios al que rezar. Fue entonces cuando me di cuenta: todo el tiempo que estuve siguiendo la Práctica diaria en el pasado, estaba reparando algo en mí, y, cuando dejé de hacerla, se detuvo el proceso de sanación. Los síntomas del TEPT-C ahora fluían por mi vida sin restricciones y destruían todo a su paso.

Esa noche volví a escribir y a meditar, y empecé a recuperarme muy pronto.

Una mañana, después de meditar, llegaron a mi mente pensamientos que afirmaban que tenía dones que compartir con el mundo, una inteligencia y una fortaleza que no podían manifestarse debido a mi inestable estado emocional y a las personas problemáticas que parecía atraer. Llevaba una vida de resentimiento y menosprecio, creía que me habían dejado de lado y que estaba maldita. Pero esa mañana después de meditar pude ver la verdad delante de mí: era yo la que me apartaba de las posibilidades que me brindaba la vida. La «maldición» me la estaba lanzando yo misma.

Me di cuenta de lo que necesitaba: tenía que enfrentarme a la realidad y hacer lo que hiciera falta, lo antes posible, para superar mis conductas autodestructivas. Ignoraba el modo de lograrlo, pero acepté que era una realidad.

Lo que siguió fue la transformación sistemática de mi vida a través de un proceso que establecí por ensayo y error, con la ayuda de unos cuantos mentores, un puñado de libros y algunos milagros pequeñitos. Me convertí en una devota de la Práctica diaria y rezaba mañana y noche. Me puse a hacer cambios prácticos enseguida y me preocupé de comer, dormir y vestirme bien. Sin apenas vida social, disponía de mucho tiempo de tranquilidad y lo aprovechaba para estar más presente con mis hijos y reflexionar sobre cómo poner en orden nuestras vidas.

Empecé a decir «lo siento» y «gracias» más a menudo. Dejé de discutir con el padre de mis hijos, eliminé toda la música triste y llena de rabia de mis listas de reproducción y me abstuve de hablar de cosas negativas.

Seguía conversando sobre mi vida, pero corregí la *forma* en que lo hacía. Intenté no hablar de problemas o sentimientos negativos con cualquiera, a menos que fuera en su beneficio. Y corté la relación con las personas con las que había salido en el pasado o con las que sentía que no había atracción mutua. Las llamé o les envié un correo electrónico, les expliqué el cambio que estaba en marcha y les deseé lo mejor.

Fue como si se abriera una ventana grande y luminosa en una habitación oscura y mal ventilada. Sabía que, pasara lo que pasara, estaría bien.

Por aquel entonces, conocí al que ahora es mi marido. Fue un noviazgo *muy* lento, en el que ni siquiera le presenté a mis hijos y durante el primer año no pasó *nada*. Desde el verano en que nos conocimos hasta la boda pasaron más de cinco años, y ese fue el tiempo justo que necesité para conocerle de verdad. Aprender a confiar en que me quería de verdad a mí y a mis hijos fue una de las cosas más difíciles del camino hacia el compromiso, y llevó tiempo, pero el 18 de enero de 2014 por fin nos casamos.

Mis hijos progresaban. Yo crecía intelectualmente y me divertía con nuevos amigos. Tenía y dirigía una pequeña pero exitosa empresa de producción de vídeo. Sin embargo, aun así, la mayoría de las noches me despertaba a las tres de la madrugada, atormentada por la sensación de que estaba destinada a algo más, de que la respuesta estaba muy cerca, pero no daba con ella. No podía evitar la sensación de que la vida me pasaba de largo.

Estaba a un paso de descubrir mis dones.

¿Qué entendemos por dones?

Seguro que alguna que otra vez utilizas este término. El *don* se refiere a las capacidades únicas de las que cada persona está dotada *con el fin específico de beneficiar a otras personas y al planeta*. Es un concepto espiritual, a veces conocido como «vocación», que se refleja en muchas de las tradiciones religiosas del mundo. Mucha gente que no profesa ninguna religión también reconoce por instinto que dentro de cada uno de nosotros vive un «yo potencial» más grande, capaz de llegar a ser mucho más de lo que somos ahora si superamos nuestras limitaciones y accedemos a la grandeza que llevamos dentro.

Puede haber una gran variedad de dones, entre ellos la enseñanza, la sanación, la música, el liderazgo y la intuición. Algunas personas poseen un don; otras, más de uno.

El trauma puede reprimirlos y privarte de la oportunidad de cultivarlos, pero, al sanar, finalmente les das el espacio que necesitan para crecer. He llegado a la conclusión de que la felicidad más profunda que podemos alcanzar proviene de encontrar, fomentar y expresar nuestros dones.

El don no es lo mismo que el talento. Los talentos son bastante fáciles de reconocer, pero no tienen por qué beneficiar al mundo. Por ejemplo, yo tengo oído para los idiomas y ojo para escribir y puntuar correctamente, dos talentos que (por suerte) me han ayudado a ganarme el sustento a lo largo de mi vida.

Los dones pueden tardar en manifestarse y, aunque estén presentes, es posible que no los reconozcas como algo especial. *La principal señal de que se trata de un don es que otras personas obtienen algo positivo de lo que haces.* Te dirán abiertamente que algo que dijiste o hiciste les influyó de forma positiva. Es posible que notes un patrón en comentarios como este, procedentes de diferentes personas, que apuntan a un don. A veces, aunque no te lo expresen de manera explícita, verás que algo bueno les está sucediendo gracias a ti. Por ejemplo, si eres entrenador de baloncesto en un instituto, y tu influencia logra que muchos jugadores hagan cambios positivos en sus vidas, tu don podría ser el de motivar a los demás.

Aquí hay algo que puede parecer contradictorio: no todo lo que se te da bien es un don, y el hecho de que algo sea un don no significa que ya seas bueno en ello.

Encuentra tus dones

En la próxima sección, compartiré contigo una lista de veinte posibles dones para que empieces a reflexionar sobre cuáles podrían ser los tuyos. Una vez que tengas una idea de por dónde podrían ir los tiros, el siguiente paso es probarlos, experimentarlos y ver qué sucede.

Si se trata de un don, al ponerlo en práctica empezarás a cambiar para bien. Te sentirás más realizado y con menos sensación de que la vida te pasa de largo. Aunque trabajar con un don puede ser complicado y estresante (como todo en la vida), suele traer consigo un sentido de diversión y emoción, junto con la sensación de que estás avanzando hacia algo significativo.

Y si no es un don, la señal inequívoca es que nadie parece beneficiarse y el trabajo se percibe como tedioso y agotador, o sencillamente es algo que haces para ganarte la vida. Esto no tiene nada de malo; al contrario, muchas personas se dedican a un oficio, mientras que sus dones se manifiestan en otros ámbitos de su vida.

Todos tenemos dones individuales y, por suerte, hay una gran variedad. A veces, cuando nos reunimos en un grupo de amigos, en un equipo de trabajo o formamos una pareja, nuestros dones complementan los del otro o forman un nuevo don conjunto. Mi esposo y yo, por ejemplo, nos dimos cuenta desde el principio de la relación de que a nuestro alrededor se formaban grandes grupos de amigos para charlar y cenar, algo que no solía pasarnos a ninguno de los dos antes de conocernos. Ahora, años después, seguimos disfrutando de acoger a grupos de gente. Él cocina y yo me encargo de que todo el mundo se sienta bienvenido. Muchas personas que atraviesan momentos difíciles han encontrado consuelo en nuestro salón, y allí se han forjado muchas amistades duraderas. Este don conjunto no es una combinación de nuestros dones individuales, sino que es algo propio. Aunque somos muy diferentes, nuestras reuniones surgen de forma natural, de una química creativa que tenemos cuando estamos juntos.

Los dones revelan la verdad del dicho «De todo hay en la viña del Señor». Como personas, precisamos de los demás para convertirnos en seres plenos. Con frecuencia, colaborar con otros presenta dificultades si antes no hemos sanado nuestros síntomas traumáticos, pero el placer de trabajar con los demás es una de las sorpresas agradables que puede depararte el futuro.

Los dones que podrías explorar

Esta lista de veinte posibles dones procede de uno de mis programas avanzados de *coaching* y se inspira en una serie de herramientas similares que se ofrecen tanto en contextos

espirituales como· seculares. La he adaptado para que cualquiera pueda consultarla, con la esperanza de que te sirva
de guía en tus próximos pasos para convertirte en quien
realmente eres.

Lee los dones, junto con las características que aparecen
debajo de cada uno, y marca los que creas que podrían encajar
contigo.

Enseñanza

- Cuando estás en un grupo que quiere aprender algo, casi
  siempre asumes el papel de enseñante.
- Te suelen decir que, cuando explicas algo, te siguen y te
  entienden con especial facilidad.
- Te encanta enseñar a los demás.

Sanación

- A menudo te comentan que tu presencia o tus cuidados
  han contribuido en gran medida a que alguien se recupere de una enfermedad o lesión.
- Te llena profundamente poder estar presente y brindar
  apoyo en la sanación de otra persona.
- Cuando alguien que conoces está enfermo o herido, instintivamente te conviertes en su cuidador.

Generosidad

- Cuando ves a alguien pidiendo dinero, casi siempre te
  detienes y le das lo que puedes.
- Te produce un gran placer compartir lo que tienes (dinero, tiempo, pertenencias) con personas que lo necesitan.

- Mucha gente ha encontrado un apoyo valioso en el tiempo, dinero y recursos que les has ofrecido.

Inspiración

- Cuando ves a personas que han perdido la fe o que buscan un significado en sus vidas, tratas de hacerles ver que los cambios positivos son posibles.
- Sientes un brillo especial cuando conversas con otra gente sobre la bondad (o sobre Dios).
- Mucha gente te ha dicho que, después de haber estado en contacto contigo, se sintió más cerca de un sentido de propósito o de algo superior (Dios).

Motivación

- Crees que cada persona tiene un gran potencial, y te produce mucha satisfacción ayudarles a descubrirlo, a crecer y a dar lo mejor de sí mismos.
- Cuando percibes que alguien se siente inferior, te nace el deseo de ayudarle a reconocer su verdadero potencial y todo lo que puede alcanzar.
- Mucha gente te ha comentado que hablar contigo les ha motivado a aspirar a lo más alto y a hacer el bien de maneras que no habrían considerado.

Hospitalidad

- Tu casa casi siempre está llena de huéspedes y visitas.
- Te encanta agasajar y hacer disfrutar a los demás.
- La gente que va a tu casa te comenta que se siente bienvenida y cómoda.

Consuelo

- Cuando ves a alguien que sufre, tu mayor prioridad es hacerle sentir bien.
- Siempre ayudas a amigos enfermos o rescatas animales heridos.
- A menudo, la gente te dice que la forma en que les cuidas cuando están enfermos o tristes les hace sentirse relajados, seguros y queridos.

Apoyo

- Te sientes mejor prestando apoyo a un líder que siéndolo tú.
- Cuando estás cerca de personas exitosas y líderes, sientes un impulso por contribuir a sus logros.
- Te han elogiado muchas veces por ayudar a otra persona a lograr algo grande e importante.

Creatividad

- Tu creatividad se «cuela» en casi todo lo que haces.
- Disfrutas tanto de tu creatividad que te sumerjes en ella y pierdes la noción del tiempo.
- Varias personas te han comentado que tu trabajo creativo ha tenido un efecto profundo en sus vidas.

Organización

- Cuando trabajas en equipo, te das cuenta de que eres más útil como coordinador o gestor.
- Te va mejor cuando tienes la oportunidad de planificar tus días y seguir un horario.

- En cualquier proyecto, te encargas de cuidar los aspectos más minuciosos.

Conocimiento

- Las personas en tu entorno suelen contar contigo por tu amplio conocimiento; esta es tu forma de servir a los grupos en los que te involucras.
- Te sientes más feliz y en paz cuando aprendes (de libros, cursos, documentales, pódcast, vídeos, etc.).
- Cada vez que dispones de tiempo, te dedicas a leer y a expandir tus conocimientos.

Visión de conjunto

- Te encanta encontrar la conexión entre cosas que parecen no tener relación.
- Te frustra que otras personas se queden atascadas en los detalles, tú prefieres hablar de oportunidades, posibilidades y de una visión más amplia.
- Eres capaz de percibir el panorama general que muchos no ven, lo que te ha permitido ser de gran utilidad para las personas y grupos con los que te involucras.

Comunicación oral

- Hablar con la gente, incluso con desconocidos, te sale de forma natural.
- La gente te ha dicho que tu forma de expresarte les ayuda a entender o a experimentar cosas (de forma positiva y constructiva) que antes no percibían.
- Se te da bien la comunicación verbal y te sientes a gusto hablando con personas o en grupos.

Escritura

- Te dicen que tus escritos han tenido algún efecto positivo en la gente.
- Se te da bien escribir.
- Escribes por placer, no solo por necesidad; eso te serena y te permite ordenar tus ideas con claridad.

Belleza

- Descubres la belleza en lo cotidiano y te esfuerzas por compartirla con los demás.
- Las personas de tu vida disfrutan y se sienten atraídas por los espacios (habitaciones, jardines) en los que has trabajado para hacerlos bellos.
- Disfrutas con las cosas, los lugares y los entornos bonitos.

Solitud

- Tiendes a sentirte infeliz cuando no pasas suficiente tiempo a solas.
- En momentos de soledad es cuando realmente te sientes vivo.
- Puedes ser más útil a los demás si trabajas solo.

Servir

- Te encanta ver cómo el esfuerzo que pones en un proyecto beneficia a los demás.
- Destacas por tu capacidad para ver lo que es preciso hacer y llevarlo a cabo.
- A menudo eres la persona que, entre bastidores, hace posibles los grandes acontecimientos y los proyectos más complejos.

Liderazgo

- Te sientes atraído por situaciones donde puedes liderar; así es como mejor puedes aportar.
- En tu vida ha habido muchos casos en los que tu liderazgo ha influido de manera positiva en el resultado de un proyecto o una organización.
- Te encuentras más a gusto en situaciones en las que estás al mando.

Intuición

- Tienes la capacidad de captar y comprender las preocupaciones o necesidades de las personas de una manera que no sabes cómo explicar, pero que siempre resulta acertada.
- La gente te suele buscar para que les digas si una persona desconocida o una situación nueva es de fiar o si representa algún tipo de riesgo.
- Confías en tu intuición más que en cualquier otra forma de percepción.

Sencillez

- Floreces en circunstancias donde hay pocas opciones disponibles.
- Has ayudado a otros a sentirse más felices por disfrutar de los pequeños placeres de la vida.
- Necesitas muy pocas cosas materiales para ser feliz.

PARA TU DIARIO
············

- De todas las cosas que haces en tu vida, ¿qué te llena de alegría?
- ¿Qué es lo que lleva a las personas a decirte una y otra vez que lo que hiciste tuvo un impacto positivo en sus vidas?
- Vuelve a leer los dones y pon una segunda marca en los que te causen alegría, y una tercera en los que, con frecuencia, hayas recibido comentarios que indiquen que has influido en los demás. Los que tengan más marcas pueden considerarse *tus* «posibles dones».

¿Y ahora qué?

Una vez que hayas identificado de tres a cinco posibles dones, es hora de comprobar si de verdad lo son. La única forma de hacerlo es por ensayo y error.

Algunos de los posibles dones de tu lista dejarán de tener relevancia, mientras que otros —quizá solo uno o tal vez dos o tres— irán cobrando importancia poco a poco. Quizá notes una sensación de entusiasmo por probarlos y potenciarlos.

Lleva tiempo y a veces valor poner a prueba tus dones. Digamos que eres esa persona a la que acuden en el trabajo para que les ayudes a instalar programas informáticos, y, como tanta gente te lo agradece, piensas que enseñar puede ser tu don. Tu siguiente paso es abrir la puerta a una oportunidad para enseñar a la gente algo más de lo que ya lo haces, es decir, expandir un poco tus horizontes, aunque eso implique salir de tu zona de confort. Puedes presentarte como voluntario para enseñar a leer y escribir a adultos en la biblioteca, impartir un taller oficial en el trabajo o (si eres padre) enseñar a tu hijo a construir una casita para pájaros.

No te desanimes si tus esfuerzos con un don no llevan a ninguna parte. Es posible que el don esté aguardando una forma diferente de llevarlo a la práctica. O quizá no sea el tuyo. El único modo de averiguarlo es poniéndolo a prueba.

Cuando identificas un don potencial y empiezas a aplicarlo como está previsto, sientes que todo encaja, te inspira y te impulsa. Es posible que al principio sea imperceptible, pero, cuando lo notes, sigue avanzando. Conforme te acerques a tu don, sentirás frescura y vitalidad en otras áreas de tu vida.

Tus dones se harán más evidentes a medida que liberes la mente de pensamientos de miedo y resentimiento, por lo que seguir con la Práctica diaria sigue siendo esencial para poder mostrarte fuerte y abierto a los cambios que se están gestando en tu vida. Poco a poco, al deshacerte de viejos hábitos y relaciones tóxicas, aumenta la luz que proyectas en el mundo, y ese «brillo» hace que sea más difícil que nuevos problemas se aferren a ti.

Conforme empiezas a poner en práctica tus dones, los signos de sanación enumerados en las páginas comprendidas entre la 180 y la 184 del capítulo anterior se manifestarán con más intensidad en ti. La vida será más llevadera, aunque siempre habrá problemas que enfrentar; sin embargo, tu confianza está creciendo y, pase lo que pase, sabrás cómo actuar.

Así descubrí mis dones

Conocí el concepto de los dones gracias al sacerdote que nos guio a mi marido y a mí en las clases de preparación al matrimonio. Poco después de casarnos, acudí a él por esa sensación de intranquilidad, y fue entonces cuando me habló sobre los dones y de cómo encontrarlos. Él fue quien me dijo que la mejor señal para saber que tienes un don es que la gente te diga una y otra vez que lo que haces tiene un impacto positivo en ellos.

Me preguntó si había algo en mi vida donde recibiera este tipo de respuestas. Tras reflexionar un poco, le contesté que solía suceder cuando hablaba de mi propia sanación, sobre todo en las reuniones de doce pasos. Al compartir mi experiencia, notaba que las personas se sentían motivadas a progresar y a hacer cambios positivos en su vida. Entonces pensé que mi don podría ser el de inspirar a otros, o tal vez también la escritura. Él me sugirió que explorara ambos.

Un mes después, mi marido y yo organizamos una cena informal en casa. Solíamos invitar a alguien para que diera una charla, pero esa noche decidí ser yo quien hablara y les anuncié a los presentes que les contaría mi camino hacia la sanación. Invité al sacerdote, que se sentó entre los cerca de cuarenta invitados agolpados para escucharme. Hablé durante una hora sobre mi vida, la historia que ahora también tú conoces a través de este libro. A mitad del relato, me detuve a dar un sorbo de agua y me di cuenta de que la sala estaba en completo silencio. Miré por un momento las caras de todos: estaban sentados erguidos, totalmente inmóviles, a la espera de lo que yo dijera a continuación. Dirigí mi mirada al sacerdote, que sonrió y asintió con la cabeza. ¡Ese era mi don! Solo tenía que seguir poniéndolo en práctica y ver hacia dónde me llevaba. El resto, como se suele decir, es historia.

De todo corazón, *te* animo a que pongas a prueba tus dones y a que busques la señal que *te* indica que estás influyendo de forma positiva. Vivimos en un mundo lleno de vacíos con forma de trauma, pero ahora hay uno menos, porque tú estás aquí, sanando las heridas del pasado, alcanzando la plenitud y autenticidad de tu ser. Al fin compartirás con todos nosotros esa luz tuya tan especial y única, para bendecir al mundo como solo tú puedes hacerlo.

Preguntas frecuentes sobre la Práctica diaria

¿Por qué la Práctica diaria alivia los síntomas del trauma?

Confío en que algún día podamos acceder a una evaluación clínica exhaustiva de las técnicas de la Práctica diaria que nos permita comprender mejor por qué tantas personas experimentan una gran mejoría con ellas. Mientras tanto, podemos consultar los estudios que demuestran que escribir sobre las emociones negativas y practicar la meditación con regularidad resultan eficaces para reducir los síntomas del trauma, además de probar las técnicas en nosotros mismos y determinar si nos son de utilidad.

Al iniciarme en la Práctica diaria, la abordé como un ejercicio espiritual. Me mostraron cómo escribir los miedos y resentimientos en forma de oración, colocando la palabra *Dios* en la parte superior de la página, para luego ir detallando los temores y resentimientos que me molestaban y pedir que desaparecieran. Por aquel entonces no creía en Dios, pero sí quería sentirme mejor y estaba dispuesta a probar las técnicas que le habían funcionado a la amiga que me las enseñó.

Los resultados llegaron pronto, de forma contundente y efectiva. Por eso, durante muchos años, atribuí mi sanación a una combinación de ayuda divina y sentido común en mis esfuerzos. Sigo viéndolo así, aunque también puede ser útil para quienes prefieren métodos sin un componente religioso.

Tras más de diez años siendo constante con la escritura y la meditación dos veces al día, probé a *dejar* de usar las técnicas (el período de resentimiento que mencioné en el capítulo 9). En un principio no cambió gran cosa, pero al cabo de dos años mi vida se había convertido en un caos en todos los sentidos, así que volví a coger lápiz y papel y empecé de nuevo. Después de unas semanas, mi salud mental y física mejoró, recuperé mi capacidad para estar tranquila y concentrada. Esto me sirvió para experimentar personalmente el contraste entre «yo con la Práctica diaria» y «yo sin ella».

En 2014, cuando se publicó la revolucionaria investigación que explicaba la desregulación del sistema nervioso, comprendí de inmediato que «yo sin la Práctica diaria» era igual a vivir en un estado de desregulación casi constante. Cuando retomé la práctica me re-regulé. Así que, cuando empecé a informarme sobre la desregulación y el TEPT complejo, todo cobró sentido para mí.

Fue entonces cuando descubrí el trabajo del Dr. James W. Pennebaker, el psicólogo social y profesor emérito de la Universidad de Texas, en Austin, que he mencionado anteriormente, quien investigó el efecto terapéutico de la escritura y desarrolló un método conocido como «escritura expresiva»[1]. En una serie de estudios realizados a lo largo de décadas, su trabajo demostró que escribir con regularidad sobre sentimientos y pensamientos no solo ayuda a sobrellevar el malestar emocional, sino que tiene un marcado efecto positivo en la salud física y mental.

En su opinión, la escritura es terapéutica porque nos lleva a reconocer y aceptar nuestras emociones, a practicar la introspección, a exteriorizar sentimientos bloqueados y a dar sentido a las experiencias traumáticas para integrarlas en la historia de nuestra vida. También sostiene que escribir sobre el trauma en lugar de hablar de él nos ofrece la libertad de ser plenamente honestos con nosotros mismos sin la influencia (potencialmente inhibidora) de la persona que nos escucha cuando comentamos los mismos sentimientos.

Respecto a la meditación, por lo general, en Internet hay mucho material que documenta sus efectos positivos en la sanación de las secuelas del trauma y en la curación de los síntomas individuales que muchos de nosotros experimentamos. Yo practico la meditación trascendental, sobre la que se ha investigado mucho y con suficiente rigor como para afirmar sin miedo a equivocarse que es útil para tratar los síntomas del trauma[2].

Lo mejor que puedes hacer para comprobar si la Práctica diaria funciona es probarla y ver qué pasa. Te recomiendo que la practiques tal y como se enseña, durante siete días en los que no emplees otras técnicas o modalidades de sanación (incluida la terapia conversacional), y que simplemente observes si hay alguna diferencia. Después, puedes tomar la decisión de continuar o no. Estas prácticas son sencillas y compatibles con cualquier otro método de curación que estés siguiendo.

¿Por qué «nos despedimos» después de haber escrito?

La despedida es la parte más importante del proceso de escribir los miedos y resentimientos; es la razón por la que nos tomamos el tiempo de mencionar cada uno de ellos de forma específica. Sin ella, la Práctica diaria no funciona.

Si solo plasmas en papel todo lo que te molesta y *no* haces un cierre, sería como quejarse sin más, y eso no te aporta la sensación de alivio que necesitas. Está demostrado que despotricar, golpear almohadas y hablar de tu estrés y tus agravios no es terapéutico. De hecho, puede volver a desencadenarte y empeorar un estado emocional ya de por sí negativo.

Por ello, utilizamos un formato de escritura muy específico que te permite nombrar los miedos y resentimientos con el propósito de liberarlos, o bien, si crees en un poder superior, le pides que los elimine, es decir, lo planteas como una plegaria. La despedida expresa una intención muy concreta de liberarte de los problemas que te frenan hoy.

Como sugerí en el capítulo 3, puedes imaginarte que tus miedos y resentimientos son como hojas mojadas en el parabrisas de un coche: no puedes circular sin retirarlas, ¡pues no verías por dónde vas!, pero no hace falta que las examines mientras las quitas ni que te informes de qué especie de árbol proceden; basta con tirarlas al asfalto, meterse en el coche y conducir. Así pues, la declaración de liberación podría resumirse así: «Quiero quitar esto del parabrisas porque quiero seguir adelante. Y para ello necesito ver».

¿Qué hago con el papel cuando termino de escribir?

Cuando termines de escribir, es importante que destruyas el papel que has utilizado. Te recomiendo que lo hagas de inmediato. La única excepción es que tengas un compañero (una persona que también haga la Práctica diaria) y hayáis acordado que, en algún momento del día, le leerás lo que has escrito. En ese caso, guarda el papel en un sitio protegido hasta que puedas leerlo y *luego* destrúyelo.

Lo hacemos así porque la escritura es un lugar seguro y privado para expresar tus pensamientos más dolorosos (y hasta vergonzosos). Por ejemplo, el pensamiento rabioso y fugaz de que tu mejor amiga es imbécil (aunque, en realidad, la quieres). Si tu amiga leyera lo que has escrito, se sentiría muy dolida, ya que no es consciente de que escribes para quitarte de encima esos pensamientos de rabia y poder ser fiel a lo que realmente sientes por ella.

Está claro que a veces pensamos que alguien es imbécil, pero eso también va en el papel y no debería dejarse tirado por ahí. De modo que tritúralo, quémalo, sumérgelo en aceite o destroza el papel de cualquier forma, así tus secretos seguirán a salvo.

¿En qué orden hay que escribir los miedos y resentimientos?

Para escribir los miedos y los resentimientos no hay que seguir un orden específico. Escríbelos tal y como te vengan, como un flujo de conciencia. Ten en cuenta que, cuando escribas un resentimiento, irá seguido de uno o varios miedos, porque el formato está estructurado de esa manera. Por ejemplo: «Estoy resentido con Joe porque tenía miedo de que me diera un puñetazo en la nariz en segundo curso. Miedo a que todos los niños me hicieran *bullying* en aquella época. Miedo a que eso me provocara ansiedad hasta los treinta años» (y así sucesivamente). Luego puede que te invada una cascada de miedos relacionados con *eso*, así que vas a escribir lo que te venga a la cabeza. Otra posibilidad es que no tengas nada más que decir al respecto y que un nuevo miedo o resentimiento ocupe tu mente y se dirija a la página.

No hace falta entrar en detalles. Simplemente escribe aquello que te inquieta. No es necesario que plasmes todos los temores de tu vida o todos los que se refieren a un tema concreto. Limítate a poner lo que tengas a flor de piel en este momento y confía en que lo que deba escribirse llegará pronto o en otro día.

¿Qué pasa si sigo teniendo los mismos miedos y resentimientos cada día?

Es normal que haya miedos y resentimientos repetitivos, incluso es de esperar. Lo que te ocurrió en el pasado se produjo por capas, y así es como se manifiesta a veces. Aunque parezca lo mismo una y otra vez, asume que es otra capa que hay que eliminar y confía en que algún día desaparecerá y te olvidarás de ella o comprenderás que tienes que hacer algo para solucionar el problema que te atormenta. Si tienes dudas, dedica unas páginas más a expresar tu preocupación por si lo estás haciendo mal y no es más que lo mismo de siempre.

La mayoría escribimos una y otra vez sobre temas como el miedo a ser incompetentes, a no resultar atractivos, a no gustar a nadie o a acabar solos. Todos tenemos esos miedos y, como somos humanos, es normal que surjan constantemente. Así que no te preocupes: cualquier cosa que te perturbe mientras escribes se plasmará en el papel.

¿Y si escribir los miedos y resentimientos hace que se «manifiesten»?

Muchas veces se dice que hay que alejar de la mente los pensamientos angustiosos y que expresarlos los hace más patentes. Pero la cuestión es la siguiente: si estás teniendo esos pensamientos y sentimientos es que ya se han manifestado. Tu voluntad de escribir un pensamiento en un papel y pedir que se lo lleven es, por tanto, el medio para «desmanifestarlo». ¡Chas! Y desaparece.

Pero ¿y si mis miedos y resentimientos son reales y están justificados?

Vale, digamos que escribes: «Tengo miedo de que haya serpientes en el sótano», y luego vas a buscar una linterna y descubres que sí, que hay serpientes en el sótano. Tus miedos y resentimientos pueden ser grandes o pequeños, reales o imaginarios. Eso no nos preocupa. Si te inquieta, ponlo en el papel. A veces, después de meditar, un miedo o resentimiento determinado se evapora y no vuelves a pensar en él. En ocasiones, se repetirá durante un tiempo, y, en otras, saldrás de la meditación con la certeza de que tienes que tomar cartas en el asunto. Todos estos resultados son positivos, ya que la Práctica diaria te ayuda a identificar tus opciones y a saber qué tienes que hacer, si es que hay algo que deba hacerse. Puede ser (aunque no siempre lo es) una forma de acceder a ideas importantes y de encontrar inspiración.

Recuerdo que a los treinta años tenía miedo de no haber cursado estudios de posgrado, y me asaltaba la duda de si debería haberlo hecho, por lo que temía estar perdiéndome algo, cometiendo un error. Un día, al acabar la meditación, recibí un claro mandato: «Tengo que estudiar un posgrado en políticas públicas ahora mismo». Me tomé el día libre en el trabajo y *corrí* a la Universidad de Berkeley; llegué sin aliento y sudorosa a la oficina de admisiones. En la Escuela de Políticas Públicas me dijeron que el plazo de presentación de solicitudes había terminado hacía tiempo, que preparar una solicitud llevaba semanas y que, a pesar de todo, casi nadie conseguía entrar. Pero, ¿sabes qué?, los convencí para que me dejaran presentarme (y me costó mucho). Esto fue en febrero. Y no tenía ni idea de cómo iba a pagarlo, pero el día que recibí la carta de aceptación también me enteré de que había heredado una pequeña suma de dinero que (con préstamos y trabajo a tiempo parcial) me permitiría pasar el primer año. En otoño, ya estaba dentro del curso, sentada en mi pupitre.

Así pues, quizá tengas un miedo que te impulsa a hacer algo que en realidad es bueno para ti. El miedo aparece; entonces le pones nombre y lo quitas de en medio para poder pensar sin temor en lo que realmente quieres.

Cuando tengas miedo de que escribir algo haga que se manifieste, anota: «Tengo miedo de que escribir mis miedos haga que se manifiesten. Tengo miedo de que escribir mis miedos haga que se manifiesten...». Y luego pasa al resto de temores. Pide que desaparezcan. Observa lo que ocurre.

Recuerda, no es obligatorio realizar esta Práctica diaria si no te gusta o si entra en conflicto con lo que estás intentando llevar a cabo en tu vida. Tú decides si te resulta útil.

A mí la Práctica diaria me ayuda a disipar los males de la vida y, poco a poco, a tener menos miedos y resentimientos. Es algo natural y no suele llevarte por mal camino.

¿Por qué nos centramos en el miedo y el resentimiento, y no en todas las demás emociones?

Algunas personas se preguntan por qué no escribimos también sobre los celos o la pena, por ejemplo. La respuesta es que sí escribimos sobre ellos, aunque los agrupamos en dos categorías: el *miedo* (si son de naturaleza ansiosa) y el *resentimiento* (si hay ira). Esto es algo a lo que es fácil dar demasiadas vueltas, pero es mejor no hacerlo.

Tienes por derecho de nacimiento toda una gama de emociones, y recuperarlas forma parte de tu sanación. Sin embargo, cuando llevas a cabo la Práctica diaria, no pretendes deshacerte de *todo*. Lo único que intentas es identificar los pensamientos de miedo y resentimiento que te perturban en este momento y pedir que se vayan. Al reducirlos, somos muchos los que sentimos una mayor conexión emocional, así que los sentimientos positivos como la gratitud, la aceptación y la alegría se fortalecen y son más fáciles de experimentar. *En caso de duda, sácalos sin más.* Llámalo miedo, aunque el pensamiento se refiera a lo emocionado que estás porque algo bueno va a pasarte en breve. Si te equivocas y metes tus ideas en el grupo que no es, no te preocupes, porque este método sabe lo que hace. Tú limítate a mencionar los pensamientos temerosos o los resentimientos, pide que desaparezcan, medita y observa a ver qué pasa.

¿Puedo modificar la Práctica diaria para hacerla a mi manera?

Sí. Tú estás a cargo de tu sanación, de las herramientas que decidas usar y de cómo las vas a aplicar.

Dicho esto, te recomiendo que pruebes las técnicas, tal y como se enseñan, durante una semana. Escribe y medita dos veces al día durante siete días para que aprendas las reglas antes de romperlas. Después de enseñar la Práctica diaria a miles de personas, mi experiencia me dice que la forma sí importa. Tus ideas para mejorarla podrían impedirte experimentar el poder sutil al que se accede mejor siguiendo las instrucciones.

Si ya tienes una práctica de meditación establecida, ese será el mejor estilo que puedes utilizar, porque es automática y fácil para ti.

En caso de que no medites con frecuencia, te sugeriría que te ciñeras a las técnicas que consisten en sentarse y no intentar hacer otra cosa que relajarse. No recomendaría las meditaciones guiadas (toda esa información saturará tu mente en reposo) ni la meditación caminando (que es agradable, pero tiene un objetivo totalmente distinto). Mucha gente utiliza técnicas de *mindfulness* (atención plena), y eso está bien, pero intenta no esforzarte demasiado en observar tu respiración o en darte cuenta de tus pensamientos. En la Práctica diaria, lo que buscamos es un ligero descanso.

¿Qué pasa si me siento peor cuando hago la Práctica diaria?

A veces la gente me dice que sigue las instrucciones, pero que la Práctica les provoca rabia o miedo.

En primer lugar, si escribir o meditar no te sienta bien, no pasa nada si no lo haces. A lo mejor no te conviene, o quizá con el tiempo te vaya mejor.

Existen casos en los que la gente se siente *bastante* mal cuando intenta meditar; por ejemplo, les ocurre a aquellas personas que a menudo sufren disociación, pues comentan que las desestabiliza. Si es tu caso, puedes centrarte en la escritura. Del mismo modo, si escribir es lo que te inquieta, limítate a hacer la meditación.

Por lo general, quienes aún no notan los beneficios solo necesitan ajustar un poco la técnica. He aquí los posibles culpables:

Cuando escribes los resentimientos, te falta la parte «porque tengo miedo». Digamos que estás resentido con tu madre porque bebía (este es el pensamiento o sentimiento que tienes). No escribes: «Estoy resentido con mi madre porque bebía». En su lugar, pones: «Estoy resentido con mi madre PORQUE TENGO MIEDO de que bebiera». Luego puedes continuar con otros miedos asociados a eso, o no: «Miedo a que me afectara, miedo a no encontrar nunca una buena pareja, miedo a que ahora mi detector de alcohólicos esté averiado...», y así sucesivamente. La frase mágica es «porque tengo miedo», insertada entre el objetivo de tu resentimiento y el motivo por el que estás resentido.

Esta es la pieza clave para que la escritura funcione. Sin embargo, quienes se inician en esta técnica suelen olvidarla. La ponemos por dos razones: la primera es que nunca puedes estar seguro al cien por cien de tu percepción. Por eso admitimos que tenemos miedo.

El segundo motivo por el que siempre añadimos «porque tengo miedo» es que el resentimiento está *compuesto de* miedo. Sin miedo, estarías enfadado durante poco tiempo y te olvidarías de lo que te preocupa.

Digamos que, en este caso, sabes a *ciencia cierta* que tu madre bebía. Es algo que se puede afirmar, pero aun así escribimos: «Estoy resentido con mi madre porque tengo miedo de que bebiera», (a) porque estamos abiertos a la posibilidad de que nuestras percepciones no sean del todo exactas, y (b) como reconocimiento de que el miedo mezclado con la ira se convierte en resentimiento. En otras palabras, estamos resentidos porque tenemos miedo.

No haces la Práctica diaria con regularidad, o no meditas después. La constancia es importante y aporta beneficios que no se obtienen con una práctica ocasional. Recuerda que la Práctica diaria no es una aspirina, sino un cepillo de dientes.

Intentas llegar al fondo de tus miedos y resentimientos en lugar de permitir que vengan a ti. Tal vez te fijes el objetivo de tratar un tema determinado, intentes hacer una lista de todos los miedos y resentimientos que has tenido o pretendas de algún modo hacerte con el volante de este sutil proceso, que funciona mejor cuando le dejamos que lleve las riendas.

Deja que estos pensamientos *acudan* a ti. No los busques. Luego descansa en meditación. No «intentes» tener la mente en blanco. No persigas ningún resultado en particular, excepto sentirte mejor. Sobre todo, abstente de mezclarlo con un enfoque diferente de la sanación que implique, por ejemplo, desahogarte. La Práctica es un acto de humildad en el que nos sinceramos sobre los pensamientos turbulentos de nuestra mente y buscamos de todo corazón liberarnos de ellos.

No haces las dos técnicas. Si te limitas a escribir o a meditar, los resultados se reducirán. Puedes dedicarte solo a escribir durante un mes más o menos. Sin embargo, a partir de ese momento, empezarás a «caer de cabeza» y te volverás gruñón y susceptible, en lugar de procesar tus emociones con la fluidez adecuada para seguir adelante en esta gran aventura de sanar el trauma. Escribimos para aquietar la mente y poder meditar con serenidad. Y meditamos para obtener el descanso necesario que nos permita retomar la escritura. Ambos procesos se sostienen mutuamente.

¿Y si la Práctica diaria me impulsa a hacer algo que no sale bien?

Si te asalta la idea de que debes pasar a la acción con algo y luego resulta que no fue una buena decisión, no pasa nada. Vuelve a hacer la Práctica diaria y escribe una lista de tus miedos y resentimientos acerca de ello (recuerda, además, que puedes estar resentido contigo mismo, cosa que ocurre a menudo).

Si haces la Práctica diaria dos veces al día, comprobarás tus ideas con libertad y percibirás enseguida si son erróneas. Este es un proceso que, en condiciones normales, habrías asimilado durante tu juventud; sin embargo, las dinámicas familiares disfuncionales y los síntomas derivados del TEPT-C pueden bloquear tu aprendizaje mediante prueba y error. Esto provoca algo que podría llamarse un «retraso en el desarrollo». Ahora eres libre de ponerte al día y aprender a un ritmo sano e incluso acelerado: probando distintas cosas, equivocándote a veces, disculpándote o cambiando de rumbo, para luego seguir aprendiendo. Si te abres a explorar nuevas experiencias, te recomiendo especialmente hacer la Práctica diaria dos veces al día. Así podrás procesar tus aprendizajes y detectar cualquier posible error antes de que ocurra.

Los errores y las dificultades son inevitables, pero con la Práctica diaria podrás abordarlos con claridad mental y tendrás la capacidad de responder de forma estratégica.

¿Funciona la Práctica diaria si también estoy en terapia conversacional?

Muchas personas en tratamiento terapéutico han descubierto que esta técnica es beneficiosa. De hecho, varios terapeutas sugieren a sus pacientes que la practiquen entre sesiones para ayudarles a manejar sus desencadenantes y mejorar su autorregulación.

No obstante, algunos estilos de terapia pueden no adaptarse del todo bien a una Práctica diaria continua. Si el enfoque se centra en hablar con el terapeuta sobre sentimientos y recuerdos angustiosos, y esta persona te ayuda a replantearlos o te guía para que profundices en lo sucedido, podría ir en contra del principio de la escritura y la meditación. La Práctica diaria es algo que gestionas por tu cuenta, y consiste en *aceptar y liberar* pensamientos y sentimientos, no en buscarlos, profundizar en ellos ni replantearlos. Con el tiempo, muchas personas que usan las técnicas experimentan un avance, pero esto suele llegar *después* de comprender que no es necesario hablar una y otra vez ni profundizar en pensamientos y sentimientos dolorosos.

Los avances en la Práctica diaria (y a menudo en la terapia) suelen implicar cierta frustración y resistencia antes de alcanzarlos. Cuando escribimos y meditamos, hay días en los que el miedo y el resentimiento se acumulan como si fuera a romperse un dique, y nos asusta dejar que eso ocurra. No obstante, muchas veces al otro lado te espera un gran progreso cuando descubres que tienes los recursos internos para afrontar y liberar incluso esa situación. Al combinar diferentes enfoques, se abre la posibilidad de ir eligiendo el camino que ofrezca menos obstáculos. Siempre deberías hacer lo que consideres correcto y necesario para ti. Ahora bien, pregúntate si, dando saltos de un lado a otro, estás evitando enfrentarte a las partes más duras del trabajo que te ayudarían a avanzar.

Puedes experimentar el impacto de la Práctica diaria en tu bienestar aplicando las técnicas tal como se enseñan, dos veces al día, sin interrumpir la terapia; muchas personas lo hacen en los días que transcurren entre sus citas semanales. Vale la pena comprobar si la Práctica diaria es suficiente por sí sola. Puede ser liberador descubrir que nadie tiene que venir a solucionar las cosas por ti. Ni siquiera tienes que hacerlo *tú*.

Es enriquecedor ver cómo las técnicas pueden transformar la situación (o a ti) sin que tenga que venir nadie a «concederte» la sanación. Ni siquiera tienes que dártela *tú*. Las soluciones llegarán a su debido tiempo.

¿Tengo que hacer la Práctica diaria dos veces al día?

No, no tienes ninguna obligación de hacer algo que no te apetezca. Pero, si te interesan los efectos de la Práctica diaria, entonces sí te recomiendo llevarla a cabo dos veces al día: primero escritura y después meditación. Para obtener el máximo beneficio, haz la primera sesión por la mañana y la segunda al menos seis horas después, mejor si es antes de cenar y no muy tarde en la noche. Así, el impacto positivo se extiende a lo largo del día.

No se trata de hacerlo solo en los días malos; es mejor que lo practiques a diario, así empiezas a crear el hábito. Hay algo en tu interior que responde bien a la constancia de la práctica. Irá saliendo a la superficie una mayor comprensión, junto con, en ocasiones, emociones incómodas; es parte del proceso de identificar y nombrar aquello que te causa dolor, ansiedad y enojo. Lo que está atascado empieza a moverse y, a veces, provoca llantos, pero también permite que tu proceso de sanación siga adelante, te libera para que seas más auténtico y aceptes las experiencias de la vida con menos miedo al agobio.

Si en algún momento te sientes sobrepasado, puedes parar o poner en pausa la Práctica diaria hasta que te sientas listo para retomarla.

¿Puedo hacer la Práctica diaria más de dos veces al día?

Las personas que están pasando por momentos difíciles, o que aprecian mucho esta técnica y sus efectos, a veces desean escribir y meditar más de dos veces al día. Puedes escribir todo lo que quieras; yo he escrito en lugares muy extraños, incluso mientras estaba en reuniones de trabajo, fingiendo que tomaba notas, porque estaba tan angustiada por dentro que no podía ni pensar ni escuchar. Al escribir un poco, podía volver en mí y estar presente en la reunión.

Escribe todo lo que quieras, pero yo no recomendaría meditar más de dos veces al día; eso sería como evadirse de la realidad. Una excepción podría ser si estás enfermo, en el hospital o en cama; en esos casos, medita cuanto necesites.

¿Qué pasa si no puedo dejar de pensar mientras medito?

Hay quienes piensan que, si su mente divaga durante la meditación, es que lo están haciendo mal. En algunas técnicas es necesaria una concentración rigurosa y una quietud interior, pero esta no es una de ellas. Esta es una meditación relajante y bastante permisiva. Es natural que la mente se ponga a rumiar, y, si tienes TEPT-C, quizás te invadan numerosos pensamientos al tratar de estar en silencio. No hay que darle demasiada importancia. Esta es la razón de que solamos recurrir a un mantra sencillo como «Vale» o «Esto» como pequeño recordatorio.

A veces, mi mente se inquieta: me siento a meditar y me acuerdo de un correo electrónico que me olvidé de enviar y se me ocurre una idea genial para mi próximo vídeo. En muchos estilos de meditación, el objetivo sería dejar pasar los pensamientos, sin embargo, en la que seguimos en la Práctica diaria puedes dejar un bloc de notas a tu lado para apuntar cualquier cosa que quieras recordar más tarde y volver a meditar a continuación. Pongamos que oyes al repartidor de Amazon dejar un paquete en la puerta de tu casa y te preocupa que te lo roben si no lo recoges, lo cual perturba tu estado de reposo: no pasa nada si te levantas, recoges el paquete y luego te sientas y continúas meditando hasta que se cumplan los veinte minutos.

Si la meditación está llena de pensamientos, puede ser indicativo de que no has escrito lo suficiente. En ese caso, no dudes en detenerla y retomar la escritura para completar los veinte minutos.

¿Puedo escribir mis miedos y resentimientos a máquina (en un ordenador) en lugar de a mano?

Si tienes alguna dolencia que te impida escribir a mano, no hay inconveniente en que escribas tus miedos y resentimientos a máquina. Si no puedes hacerlo a máquina, también podrías dictar por voz. Si te es posible, lo ideal es usar un método de escritura que implique cierta fricción, como cuando apoyas un lápiz sobre papel y sientes cómo se desliza la punta. La fricción manual de la escritura se comunica con tu cerebro y, con el tiempo, se convierte en un estímulo positivo para empezar a liberar los pensamientos y emociones negativos.

Siempre hay ocasiones en las que no es posible tener papel y lápiz a mano. Recuerdo que una vez le dije a Rachel que no podía escribir porque no tenía bolígrafo. Me contestó: «¡Si queremos ser libres, escribiremos con sangre en la pared!».

No lo decía en sentido literal, pero entendí su mensaje. Aprendí que en cualquier momento podía simular el acto de escribir para deshacerme de los miedos y resentimientos. Una vez, cuando me iban a operar, mientras me llevaban en la camilla al quirófano, escribí con el dedo en la sábana (tenía mucho miedo, como puedes imaginar), y desde entonces hago como que escribo con el dedo en las sábanas para volver a conciliar el sueño después de una pesadilla. Cuando voy conduciendo, alterada o con la angustia de llegar tarde a algún sitio, me pongo a escribir con el dedo en la tapicería del asiento de al lado. Tú también puedes hacerlo. Simplemente escribe los miedos y resentimientos como de costumbre, ¡y no olvides la despedida!

Una vez que adquieres el hábito de escribir con bolígrafo y papel, el propio acto de escribir se convierte en un desencadenante positivo para empezar a liberar pensamientos y sentimientos negativos en el momento.

¿Los niños también pueden hacer la Práctica diaria?

Sí. Mis hijos aprendieron a escribir sus miedos y resentimientos por primera vez cuando tenían unos cinco años. Les ayudaba a calmarse para dormir mejor. Asociaban esta práctica con algo positivo, ya que de pequeños veían como un premio sentarse en mi regazo mientras yo escribía y meditaba. Teníamos una manta roja especial que llevaban a la silla, como recordatorio de que este era un momento de calma y silencio. A los niños que aún no saben escribir, puedes enseñarles a que te cuenten sus miedos y resentimientos mientras les tomas el dictado. Después, escribes la despedida con ellos y les lees lo que han dicho, los felicitas y les aseguras que expresar esos sentimientos y compartirlos es algo bueno y liberador.

Poco a poco, invité a mis hijos a escribir y meditar en sus propios asientos junto a los adultos, aunque recurrían a estas herramientas solo cuando estaban enfadados o ansiosos. Una vez, cuando iban en el coche con su padre (que también hace la Práctica diaria), tuvieron una pelea en el asiento trasero tan fuerte que tuvo que echarse a un lado de la carretera, y allí les dio bolígrafos y trozos de papel, y se negó a continuar el viaje hasta que escribieran sus miedos y resentimientos (incluida la despedida). Luego lo compartieron en voz alta.

Esta técnica ayudó a los chicos a expresar sus miedos y resentimientos sobre cualquier tema por el que estuvieran peleando. Tuvieron la oportunidad de leer en voz alta o expresar lo que les molestaba (cuando eran más pequeños), de ser escuchados y apoyados para que pudieran procesar esos sentimientos. Aprendieron una modalidad infantil de meditación de mi profesor, Paul Brown, que sugiere que los niños mediten un minuto por cada año de edad (así, por ejemplo, un niño de cinco años puede meditar durante cinco minutos). La mejor forma de meditar para los niños pequeños es sentarse con los ojos abiertos y recitar un mantra en voz baja.

La Práctica diaria funciona para los críos igual que para cualquier otra persona y, cuando son muy pequeños, tienen la maravillosa ventaja de abrirse totalmente a ella, sobre todo si tú, como padre o madre, utilizas las técnicas todos los días y ellos han tenido la oportunidad de ver el sutil cambio que se produce en ti después.

No es necesario presionar a un niño para que lo haga dos veces al día, pero puede ser una buena forma de ayudarle a lidiar con el estrés intenso o las emociones dolorosas. Algo que me encantaba hacer con mis hijos es que, una vez que lo habían aprendido, cuando lo pasaban mal o les ocurría algo malo en el colegio, cuando tenían una discusión o una pesadilla, yo les ayudaba a escribir y luego les leía lo que habían escrito. Y como eran niños y confiaban tanto en mí, ni siquiera se preguntaban si funcionaba. Me limitaba a decirles: «Toma, escribe tus miedos en un papel. Pide que desaparezcan. ¿Así está mejor?». Y siempre se sentían mejor. Ni se les pasaba por la cabeza no confiar en el proceso.

A medida que los niños crecen, es importante que se muestren confiados. Pregúntales si quieren leértelo; si dicen que no, no les leas lo que han escrito a escondidas. No critiques ni corrijas lo que escriban, ni lo utilices como castigo, ya que les robarás la sensación de seguridad y podrías apartarles de la técnica para siempre.

¿Y si no tuviera miedos ni resentimientos?

En ocasiones, las personas que se inician en la Práctica diaria me dicen que no tienen miedo ni resentimiento. Puede tratarse de una actitud de negación o de la mentalidad de alguien que ha sido condicionado a creer que no es bueno tener esos sentimientos. A menudo, el tema está en cómo interpretamos las palabras. Hasta los animales experimentan temor y resentimiento, y en la Práctica diaria estos conceptos se manejan de forma muy amplia.

El «miedo» no tiene por qué ser algo que te asuste. A nuestros efectos, es cualquier tipo de ansiedad o preocupación, o incluso un pensamiento neutro que esté dando vueltas en tu cabeza cuando te sientas a escribir, como «miedo a tener hambre» o «miedo a estar triste». Puedes deshacerte de ellos junto con todos los que son claramente miedos, para despejar la mente y no complicarte con la técnica.

El resentimiento no siempre tiene que ser algo grave o estar relacionado con tener una cuenta pendiente con alguien. Puede ser cualquier cosa que cause enojo, desde la furia hasta una leve irritación. Hay resentimiento cuando sientes que algo es injusto, inapropiado o que debería ser diferente a como es, como lo largas que son las colas en el supermercado, la atención sanitaria o «los chavales de hoy en día».

Cuando te sientes a escribir y pienses: «Creo que no tengo miedos ni resentimientos», pon lo siguiente: «Tengo miedo de no albergar miedos ni resentimientos». Haz esto dos veces al día hasta que sí los tengas. Te prometo que no tardarán en aparecer.

¿Por qué llamamos «miedo» a todo?

Quizá te parezca una tontería llamar *miedo* a algo que de verdad asusta. Digamos que este mes no has podido pagar el alquiler y tienes miedo de que te desahucien. Eso es algo real. Puede pasar.

Tal vez pienses que, al poner por escrito ese temor y luego dejarlo ir o pedir que desaparezca, puedes perder la motivación o la habilidad de pagar el alquiler, o dejarte llevar por la creencia de que se pagará por arte de magia. Y luego, zas, no se paga y te desalojan.

Esta es la razón por la que liberar tus miedos no es ninguna tontería: tienes a tu disposición una sabiduría y una fuerza genuinas que te ayudan a enfrentarte a los problemas de la vida y a encontrar soluciones. Ese miedo no es sabio ni poderoso; es ruido mental que te aleja de la intuición y la motivación necesarias para enfrentar las dificultades.

Del mismo modo, el resentimiento no es un límite real, pero desdibuja tus barreras y te lleva a reaccionar de forma impulsiva o a guardarte la ira, cuando lo más sensato podría ser decir que no o defenderte. Las personas a las que no se les enseñó o no se les permitió establecer límites en la infancia suelen desarrollar mecanismos para protegerse, se vuelven resentidas, evasivas o complacientes, en lugar de defender sus propios intereses.

Tus miedos y resentimientos son obstáculos en tu mente que te impiden ver con exactitud cómo debes actuar, lo que es razonable y lo que más te conviene. Uno no siempre es capaz de detectar las señales de alarma. Hay momentos en los que no mides bien lo que te beneficia y te lanzas a hacer lo mejor para otros, dejando de lado tus propios intereses. Así que confía en que, si pones tus miedos por escrito y pides que desaparezcan, recibirás (1) claridad y (2) poder para actuar.

¿Y qué pasa si no quiero olvidar mi resentimiento?

Algunas personas se encuentran en una fase de sanación en la que no se sienten preparadas para liberar su resentimiento. Me cuentan que las razones por las que están resentidas se deben a injusticias tan graves que les parece mal dejar que ese sentimiento desaparezca. Les preocupa que esto signifique fingir que lo malo nunca ocurrió, o que sea como perdonar algo imperdonable. Pensar en tener menos resentimiento es arriesgado, pues parece que no estaremos protegidos frente a las malas personas.

Estos sentimientos son totalmente comprensibles, y puedes conservarlos o modificarlos a tu propio ritmo. Esta técnica de escritura es para quienes sienten que están listos para vivir con menos miedo y resentimiento y desean explorar cómo sería la vida si lograran ese cambio.

Si sientes que aún no es el momento, puedes seguir meditando si lo deseas y enfocarte en otras áreas de tu recuperación. Si llega un día en que el resentimiento te pesa más de lo que te ayuda, vuelve a darle una oportunidad a la Práctica diaria.

Al principio, yo también dudé. Me aferraba a mi enojo y rencor, como si fueran una valla electrificada para evitar que la gente se metiera conmigo. Todavía no había desarrollado límites reales, y eso era lo único que sabía hacer. Cuando dejé de lado el miedo y el resentimiento, logré construir barreras claras y útiles que podía emplear de verdad, y también enfrenté la ansiedad que aparece al ponerlas en práctica, algo común en quienes se adentran en este proceso.

No hace falta liberarse de las emociones negativas ni perdonar a nadie. Si dedicas tiempo a la Práctica diaria, tu alma se irá aligerando de forma natural y experimentarás oleadas de gratitud. Hay veces en que el dichoso perdón aterrizará en tu corazón sin que tengas que forzarlo. Sin presiones para sentirte de una determinada manera o para cambiar. Puedes trabajar en cultivar estados positivos, como ser productivo, agradecido o aceptar las cosas tal como son; o puedes permitir que surjan de forma natural, como el agua que brota de un manantial interior a medida que sanas, a tu propio ritmo, los pensamientos y emociones que el trauma ha puesto en tu camino.

¿Y si me cuesta mucho meditar?

El TEPT infantil y la desregulación pueden hacer que tu cabeza parezca una jaula de grillos, así que no basta con empezar a meditar para sentir paz y calma. ¡Ojalá fuera así!

Puedes empezar la meditación tal como te encuentres en ese momento. Escribir y dejar ir esos miedos y resentimientos *antes* de meditar puede facilitar el proceso. No pasa nada si durante la meditación no dejas de pensar. Hazlo lo mejor que puedas y dedica el tiempo necesario (veinte minutos). El resultado tiende a ser bueno, sin importar cómo te sientas.

Después de casi treinta años de práctica constante, aún tengo momentos en los que me distraigo tanto que, sin darme cuenta, dejo de meditar y me pongo a hacer cualquier otra cosa. Cuando me acuerdo (si es antes de que suene el temporizador), vuelvo a sentarme y termino la meditación.

Si estás intentando relajarte, pero tu cabeza sigue atareada con los miedos y los resentimientos, deja de meditar y sigue escribiendo. Y si no tienes más tiempo, con eso basta.

Ahora bien, quiero hacerte una pequeña advertencia: si tienes tendencia a disociarte o la meditación te produce una sensación de terror o agobio, no pasa nada. Puedes parar y volver a intentarlo en otro momento o dejar de hacer este paso porque no te resulta útil.

¿Cuánto tiempo tendré que seguir haciendo la Práctica diaria?

Cuando me preguntan esto, lo que la gente se piensa es que la Práctica diaria les va a curar el TEPT infantil, y que entonces todo habrá terminado y podrán seguir con su vida sin que les afecte nunca más el trauma del pasado.

Por desgracia, el TEPT infantil solo se puede tratar, no curar. Cuando practicamos técnicas de sanación y nos cuidamos bien, podemos aliviar tanto los síntomas que da la *sensación* de que nos hemos curado. Sin embargo, si descuidamos nuestra Práctica diaria o si atravesamos un evento traumático, los síntomas regresan. Por eso sabemos que el TEPT infantil puede tratarse, aunque nunca desaparece del todo.

De ahí que no se llame práctica puntual, sino diaria. La hacemos tanto en los momentos difíciles como en los felices. No la empleamos como una aspirina (de vez en cuando, si nos hace falta), sino como un cepillo de dientes: dos veces al día.

Dicho esto, recuerda que *no* es obligatorio hacerla. Si ves que te resulta beneficiosa, es probable que sientas la necesidad de retomarla con frecuencia, quizás a diario, y con suerte se convertirá en un hábito para toda la vida.

Escribo y medito todos los días no porque sea autodisciplinada, sino porque me hace sentir bien y me nutre; es algo que transforma mi calidad de vida, y yo busco ese efecto. Intenté dejar de hacerla y los resultados fueron desastrosos, pero me hizo falta esa experiencia para saber con certeza que la Práctica diaria me ayuda muchísimo. Quizá tú también necesites pasar por eso: deja de hacerla por un tiempo, a ver qué pasa.

¿La Práctica diaria es contraria a las religiones tradicionales?

Escribir y liberar (o pedir que desaparezcan) tus miedos y resentimientos, seguido de una meditación relajada, no entra en conflicto con ninguna enseñanza religiosa.

Sin embargo, la técnica de meditación que yo sigo (meditación trascendental o védica) podría no ser la adecuada para personas que profesan determinadas creencias religiosas, sobre todo si es importante que toda actividad espiritual y de oración se base *en* las tradiciones de esa fe.

Si esto es algo que te preocupa, no dudes en optar por un estilo de meditación que se alinee con tu fe. Por ejemplo, en lugar de un mantra, algunos cristianos que siguen la Práctica diaria prefieren recitar un breve versículo de la Biblia o una oración corta. Te sugiero que elijas algo sencillo, no demasiado orientado a objetivos y que te sirva para reposar la mente. Es un tiempo de descanso en el que te abstienes de tus esfuerzos habituales por mejorar. Hay momentos para buscar la voluntad de Dios en tu vida y momentos para dejar que esa voluntad se cumpla en ti. Que tu meditación sea una expresión de lo segundo.

¿Y si no tengo tiempo?

Llevamos vidas ocupadas, y muchas personas me dicen que quieren mejorar, pero no encuentran tiempo para hacer la Práctica diaria. Créeme, lo entiendo bien. Durante nueve años fui madre soltera de dos hijos. Cuando eran pequeños, mi vida era un torbellino desde que me despertaba hasta que caía rendida por la noche. Trabajaba y siempre estaba corriendo entre la guardería, el trabajo, la casa y las compras, intentando servir algo decente en la mesa, ayudar a los niños con los deberes y luego llevarlos puntuales al colegio.

Así pues, la cuestión es la siguiente: ¿qué es el tiempo? *El tiempo es la capacidad de prestar atención, de utilizar la mente para pensar y planificar y de actuar con libertad.* Si el estrés te impide hacer estas cosas, desperdiciarás mucho tiempo estancado en un ciclo de preocupaciones y pensamientos que no llevan a nada. Nunca tendrás la sensación de «tener tiempo».

La Práctica diaria te llevará media hora aproximadamente, dos veces al día. Descubrirás que, en lugar de robarte minutos del día, reduce tu estrés y te despeja tanto la mente que *sientes* que ahora dispones de más tiempo que antes. En lugar de preocuparte y obsesionarte con cualquier cosa o de navegar por Internet sin sentido, disfrutas de momentos de paz y descubres que tienes la energía y la claridad necesarias para actuar.

Si ya duermes poco, es posible que la meditación (en especial si aprendes una técnica formal con un instructor) compense esa falta de descanso. Incluso puede que te quedes dormido durante la práctica, lo cual no tiene nada de malo. La modalidad de la Práctica, que dura 20 minutos, suele resultar tan reparadora como una siesta de 45 minutos.

El tiempo que inviertes en sanar es valioso, y estoy convencida de que, entre todas las formas de sanación, la Práctica diaria te lo retribuye con una mente en calma y ordenada.

¿Qué hago con mi lista mental de tareas pendientes?

A veces, cuando estás meditando, te asaltan pensamientos de asuntos que tienes que resolver. «¡Ay! Se me ha pasado llamar a este», o bien: «¿He apagado la vitrocerámica?». Quizá no tengas que interrumpir tu meditación en ese momento, pero, si quieres acordarte de algo más tarde, puedes tener a mano papel y bolígrafo para escribir lo que yo llamo «intenciones» *mientras* escribes o meditas, o incluso después.

Una gran ventaja de la Práctica diaria es que algunos días te aporta nuevas ideas y reflexiones importantes a medida que transcurre el día, pero a veces también *mientras* escribes o meditas. Esto está muy bien. Anótalas en tu hoja de intenciones. Si quieres, puedes llevarla contigo, leerla y actualizarla cada mañana.

¿Cómo puedo animar a otros para que sigan la Práctica diaria?

Una vez vivida la experiencia, es lógico que quieras compartir la Práctica diaria con cualquiera que la necesite: tu pareja, tu hermana, tu jefe, tus clientes, ese amigo que está pasando por un mal momento, etc.

Puedes ofrecérsela a quien creas que puede beneficiarse de ella. Sin embargo, que no te extrañe que a muy pocos les interese.

Lo que más llama la atención de la gente es ver a alguien que ha cambiado para mejor. A medida que vayas sanando y transformándote, te preguntarán cómo lo has hecho, y podrás contárselo o remitirles a este libro.

He aprendido a no presionar nunca a nadie para que haga la Práctica diaria. Antes insistía e insistía a mis seres queridos para que la llevaran a cabo, y no entendía por qué se negaban con tanta obstinación. Con los años he aprendido que, cuando presiono a la gente, lo que hago en el fondo es criticarla y creer que sé mejor que ella lo que le conviene (¡y casualmente es parecerse más a *mí*!). No obstante, a veces llega alguien que se siente atraído y me pide que se lo muestre.

Sienta bien presenciar cómo una persona con síntomas traumáticos como los que yo tenía emerge de ese estado solitario, asustado y caótico a una actitud de atención tranquila, con más poder para conectar con los demás. Da la impresión de que brillan un poco, con una luz que siempre estuvo oculta por la máscara ansiosa que antes llevaban. Por fin te encuentras con la persona segura de sí misma que no tiene miedo de lo que le depare cada día.

No hace falta que insistas a otros para que lo prueben. Simplemente aplícalo en tu vida, siguiendo las indicaciones, dos veces al día. Permite que tus dones resplandezcan y que quienes estén preparados se acerquen a ti, buscando tu orientación.

¿Puedo hacer la Práctica diaria en grupo?

Sí, puedes hacer la Práctica diaria en grupo. Escribir y meditar con otra gente ayuda a profundizar en la práctica y a entablar amistad con otras personas que también emplean estas técnicas. Cuando doy una fiesta, suelo invitar a quienes escriben y meditan a que vengan antes para que podamos hacerlo juntos, así se crea un clima de paz y amistad para cuando lleguen los demás invitados.

Durante la pandemia, descubrimos que reunirse a través de una plataforma de videoconferencia como Zoom no era lo mismo que hacerlo en persona, pero sí que resultaba bastante agradable, además de que podía unirse a nosotros gente de todo el mundo. En las llamadas por Zoom, conviene tener una sesión cronometrada para la escritura, seguida de veinte minutos para la meditación. En algunas reuniones, charlamos después; en otras, no. Para los grupos grandes es mejor programar las reuniones con antelación, pero puedes organizar «sesiones PD» privadas e improvisadas en cualquier momento, solo tienes que avisar a tu compañero cuando estés a punto de empezar.

Si quieres unirte a las reuniones que dirijo dos veces al mes, visita **re-regulated.com** para consultar el calendario actualizado. Dentro de mi programa de membresía, ofrecemos una comunidad privada en línea, donde son los mismos miembros quienes organizan llamadas grupales de la Práctica diaria casi todos los días de la semana, a menudo más de una vez al día. En estas reuniones puedes conocer a otros participantes y, tal vez, encontrar un compañero. Se trata de alguien que también hace la Práctica diaria y está de acuerdo con que le leas lo que has escrito de vez en cuando, normalmente por teléfono o por chat.

Los compañeros no desempeñan el papel de terapeutas, y quien escucha no ofrece orientación; su función es ser un testigo motivador, y a veces te hará comentarios como: «Bien hecho», «¡Gracias!», «Me pasa igual». No tienes por qué compartir todo lo que escribes, pero suele ser útil exponer a otra persona cuáles son tus miedos y resentimientos; a menudo sirve para quitarles peso y liberarlos con más facilidad. Los compañeros a veces tienen una relación unidireccional (solo lee una persona), y algunos se leen el uno al otro. A veces se forja una amistad, aunque también puede seguir siendo una relación basada puramente en la Práctica diaria.

Las relaciones de compañerismo y los grupos de la Práctica diaria son más sólidos cuando no se centran en historias traumáticas, sino en utilizar las técnicas juntos y en apoyarse mutuamente para transformar sus vidas a mejor. Cuanto más practiques de manera regular, más se reflejará tu sanación en ti, en quienes escriben y meditan contigo, en las personas que amas e incluso en los extraños con los que te cruzas cada día.

Todo lo malo que la humanidad ha hecho a lo largo de la historia ha tenido su origen en el miedo y el resentimiento. Estas pequeñas rencillas, si no se controlan, tienden a ganar fuerza, como un tren que avanza sin freno hacia una dirección catastrófica. Así pues, cada vez que liberas tus miedos y resentimientos, te bajas de ese tren y te transformas en alguien que suma un poco más de serenidad y bienestar al mundo, en beneficio de todas las vidas que tocas, de tus antepasados y tus descendientes y de todos los hombres y mujeres del planeta.

RECURSOS

Este libro es solo una introducción a las herramientas y el respaldo que ofrece mi comunidad *online*, The Crappy Childhood Fairy. Te invito a visitar la página creada para lectores como tú, donde encontrarás novedades y testimonios de personas que han confiado en mi método de sanación, además de descargas, vídeos y enlaces a todos mis cursos, seminarios web, sesiones de la Práctica diaria, programas de *coaching* y eventos en directo.

Visita **re-regulated.com/resources:**

Puedes seguir mi trabajo tanto en línea como en mis perfiles de redes sociales:

- crappychildhoodfairy.com
- youtube.com/c/CrappyChildhoodFairy
- @crappychildhoodfairy

ÍNDICE TEMÁTICO

A

abandono, 46-47, 116, 172
abrazos, 110
actitud sexual inapropiada, 175
actividades del diario
    autorregulación, 135
    conductas autodestructivas,
        179
    conexión, 156
    desregulación, signos de, 98
    entablar relaciones, 164
    identificar desencadenantes,
        104
    métodos de sanación, 69
    reconocer tus dones, 198
    reconocimiento de traumas
        infantiles, 55-56
    registro de experiencias de
        desregulación, 98
    rutina mañanera, 126
    sobriedad emocional, 142
adicciones. *Véase también*
    conductas autodestructivas
    a los medios de comunicación y
        el entretenimiento, 173, 181

a sustancias, 172-173
    conductas autodestructivas
        de, 172-174
    prevalencia de, 48
    problemas asociados con, 16
    trauma y, 138
aislamiento social, 176
aislamiento, 116, 147, 155-156,
    176. *Véase también*
    evitación
alimentación sana, 68
amígdala, 71
Anda, Robert, 38
ansiedad, 39, 43
apego, 17, 220-221
apoyo a los demás, 194
atención en los demás, 174
atención y cuidados, 106-107
autorregulación, 107, 130

B

belleza en las cosas ordinarias,
    ver, 196
brainspotting, 66. *Véase*
    también desensibilización

y reprocesamiento por
movimientos oculares
Burchard, Brendon, 125

C
caminar, 125
cóctel de abandono, 46
comida, uso adictivo de, 181.
    Véase también trastornos
    alimentarios
compartimentación saludable,
    138
comportamientos de alto riesgo,
    prevalencia de, 48-49
comunicación no verbal,
    armonización con, 149
conductas autodestructivas
    adicción, 172-173
    adicciones a los medios
        de comunicación y al
        entretenimiento, 173, 181
    aislamiento social, 176
    atención en los demás, 174
    atracción por parejas
        conflictivas, 174-175,
        182-183
    autoevaluación, 178-179
    cambio de conductas, 177-179
    comunes, 171-177
    culpa, 171-172, 182
    descripción de, 167-168
    descuidar el cuerpo, 171,
        180-181
    evitación, 176
    idealización financiera,
        175-176, 183-184

identificar, 170-177
    pensamiento fantasioso,
        175-176, 183
    pensamiento todo o nada,
        172, 180
    repetición de patrones
        traumáticos, 176-177
    sanación de, 180-184
    sustancias y, 172-173
    trauma infantil y, 169
    vida laboral, 173-174,
        181-182
conductas y sentimientos.
    Véase también emociones;
    conductas autodestructivas
    cambiar las propias,
        177-179
    desconectarse de, 143
conexión. *Véase también*
    relaciones
    actividades del diario, 156
    capacidad de, 150
    disculpas, 162-164
    interrumpida, 155-156
    pequeños actos de, 155-156
    proceso de sanación,
        164-165
    violación de los límites, 159
conocimiento, como don, 195
consolar a los demás, 194
contención de la pluma y la
    lengua, 131
corregulación, 107
corteza prefrontal, 71
creatividad, 194
culpa, 171-172, 182

D
delicadeza, 178
demencia, 48
Departamento de Asuntos de
     los Veteranos de EE. UU., 64
depresión, 48
desarrollo cerebral, 50
desconexión
     como resultado de un trauma
          infantil, 144-146
     como síntoma, 149-151
     desregulación causante de, 150
     fuente de, 146-147
     sanación de, 149-151
     sentirse diferente y, 147-149
descuidar el cuerpo, 171, 180-181
desencadenante de alzar la voz/
     no alzarla, 117
desencadenante de la prisa,
     116-117
desencadenante del agobio,
     116-117
desencadenantes
     actividades del diario, 104
     calmar tus, 160
     clasificación, 118-121
     comunes, 115-118
     definición de, 22, 113
     desregulación y, 101-102, 108
     emocional, 99
     escribir como, 217
     evitar, 113, 137
     gestión, 121-122
     grupos como, 116, 152-153
     identificación de prioridades,
          121

     identificación, 95, 115-118
     orígenes de, 114
     para la desregulación del
          sistema nervioso, 50
     para la desregulación
          emocional, 44-45
     personas como, 116, 152-153
     plan de acción, 121-122
     positivo, 217
     reducir la reacción a, 114
     sensaciones de agobio, 62
     ser ignorado/pasado por alto,
          118
     terapia conversacional como,
          18, 71
desensibilización y
     reprocesamiento por
     movimientos oculares
     (EMDR), 64-65
desorden mental, 220-221
despedida espiritual, 85
despedida laica, 85
despedida, 85-87, 203-204
despotricar, 81
desregulación del sistema nervioso
     TEPT infantil y, 11-114
     como síntoma central del
          trauma, 108
     desencadenantes
          emocionales, 99
     medición de las ondas
          cerebrales, 100, 102
     medicación y, 59
     trastorno de estrés
          postraumático complejo y,
          41-42

desregulación emocional, 44-45, 95, 99, 113-115, 139
desregulación. *Véase también* desregulación emocional; desregulación del sistema nervioso; re-regulación
actividad cerebral, 100
actividades del diario, 98
como respuesta defensiva, 101
conductas y sentimientos, 101-103
definición de, 98
desencadenantes, 101, 108
embriaguez como similar a, 137
estado de, 62
manifestación de, 102
notar, 158
pensamientos negativos y, 102
reconocer en otros, 108, 111
sentimientos de desconexión, 149-150
signos de, 39, 96-98, 99, 111
síntomas de, 103
diálogo interno negativo, 41
disculpas, 162
disociación, 44, 51, 101, 128, 175
distracciones, 89
don(es)
    actividades del diario, 198
    apoyo a los demás, 194
    aprovechar los tuyos, 199
    como concepto espiritual, 189
    conocimiento, 195

consolar a los demás, 194
creatividad, 194
definición de, 189-190
ejemplos de, 191-192
enseñanza como, 192
generosidad, 193-194
habilidades comunicativas, 195
habilidades de escritura, 196
hospitalidad, 193
identificar, 199
individual frente a conjunto, 191
inspiración, 193
intuición, 197
liderazgo, 197
motivación, 193
organización, 193-195
poner a prueba tus, 198-199
presencia sanadora, 192
represión de, 189
satisfacción por poner en práctica los, 193
sencillez, 197
servicio, 196
solitud, 196
talentos frente a, 189
ver la belleza en las cosas ordinarias, 196
visión de conjunto, 195

E
eje hipotálamo-hipófisis-suprarrenal (HPA), 71
El cuerpo lleva la cuenta (Van der Kolk), 18

electroencefalogramas (EEG),
100
embriaguez, 137
emociones
carrera profesional dominada
por, 127
detención de la progresión
de, 140
Práctica diaria y, 209
re-regular, 135-140
enconados, 79
endeudamiento, 176, 179
enseñanza, como don, 192
escritura a mano, 217
escritura expresiva, 72-73, 202
escritura/técnicas de escritura.
Véase también Práctica diaria
atascarse cuando, 82-83
categorización de
pensamientos negativos, 77
como desencadenante
positivo, 217
como don, 196
como elemento esencial para
la sanación, 71-73
confianza en el proceso, 84
despedida, 85-87, 203
destrucción, 86-87, 204
duración, 86
enfrentar y liberar, 82
escritura expresiva, 72-73, 202
frecuencia de, 215-216
fricción manual de, 217
miedos (Véase miedos y
resentimientos)
objetivo de, 86-87

proceso, 71-72
propósito de, 77
relaciones de compañerismo
y, 229
resentimientos (Véase miedos
y resentimientos)
teclear frente a escribir a
mano, 217
valor terapéutico de, 72-73,
202
estado dorsal-vagal, 65
estado simpático, 65
estado ventral-vagal, 65
estrategias de supervivencia,
153, 172
estudio ACE, 38
euforia, 138
evitación, 46, 160, 176. Véase
también aislamiento
exageraciones, 181
excitación emocional, 71
experiencia somática, 67

F
factores de resiliencia, 51
falta de honradez, 173
Felitti, Vincent, 38
flashbacks emocionales, 41
función cognitiva, 26, 37, 62,
102
función fisiológica, 37, 40, 50,
62, 64, 137

G
generosidad, como don,
192-193

Grand, David, 66. *Véase también* desensibilización y reprocesamiento por movimientos oculares
grupos
  como desencadenante potencial, 116, 144
  evitación, 176

H
habilidades comunicativas, 195
habilidades de organización, 194-195
heridas vinculares, 143, 146
hiperactivación, 50
honestidad, 162
hospitalidad, 193

I
idealización financiera, 175
idealización romántica, 175
ignorado/pasado por alto, como desencadenante potencial, 118
impacto neurológico del trauma infantil, 37-38, 62
impacto psicológico de los traumas infantiles, 37-38
inclusión, 153
inspiración, como don, 193
Institutos Nacionales de Salud (NIH), 30
intenciones, 226
interacciones sociales, 143, 156, 158
intuición, 197

ira
  apego a, 211
  contención de la pluma y la lengua, 131
  desescalada, 161-162
  resentimiento como, 78, 208
irritabilidad, 174

K
Kamiya, Joe, 65

L
lavado de manos, 110
Levine, Peter, 67
liderazgo, como don, 197
límites, 83, 92, 98, 137, 157, 159, 160, 183

M
mantras, 89, 216, 219. *Véase también* meditación
mecanismos de afrontamiento, 221
medicamentos, 16, 59-60
medidas de emergencia para volver a re-regularse, 109-111, 133
medios de comunicación y el entretenimiento, uso adictivo de los, 173, 178
meditación
  beneficios de, 73, 75-76
  confiar en el proceso, 90
  después de escribir, 88
  dificultad con, 223
  distracciones, 89

forma infantil de, 218
frecuencia, 90
mantras, 89, 216, 219
mente errante, 216
pensamiento durante la,
    223
religiones tradicionales y,
    224-225
técnica de meditación
    supersencilla, 88-89
técnicas, 88-89, 198
método Wim Hof, 67
miedos y resentimientos. *Véase
    también* Práctica diaria;
    escritura/técnicas de escritura
apego a, 221-222
buenos resultados de, 207
centrarse en, 208
como concepto espiritual,
    201
como forma de liberarse del
    estrés, 160
como reales y oportunos,
    207-208
como repetitivo, 206
definición de, 79, 220
despejar la mente, 220
despotricar frente a, 81
ejemplo de, 87
ejercicio de escritura, 77-82
escritura y liberación, 85,
    132, 158, 204
falta de, 220
ira como, 79, 220
liberar, 228-229
límites y, 221

manifestar, 206
niños y, 218
orden de, 205-206
preocupación al soltar, 84
reconocer, 83
tener un objetivo para, 82
venir a ti, 210
migrañas, como síntoma del
    TEPT-C, 38
motivación, como don, 193

N
negación, 82, 138, 219
neurofeedback, 65
niebla mental, 68
niños
    meditación para, 218
    miedos y resentimientos, 218

O
Organización Mundial de
    la Salud, Clasificación
    Internacional de
    Enfermedades, 30

P
participación parcial, 152
participación, dificultades con,
    162
patrones negativos, repetición,
    37
Pennebaker, James W., 72, 202
pensamiento
    conflicto con, 68
    redirigir, 134
    todo o nada, 172, 178

pensamiento fantasioso, 183
pensamientos negativos, 77
pertenencia, problemas con, 144
pobreza, 39
Porges, Stephen, 65
positividad tóxica, 134
Práctica diaria
  «taburete de tres patas», 169
  animar a otros, 227
  avance en la transformación, 213
  cómo ayuda, 201-203
  como práctica diaria, 223-224
  compatible con otras religiones, 224-225
  concentrarse en, 70
  consejos, 91-92
  dejar de hacer, 203
  desplazar los pensamientos negativos río abajo, 44
  en grupo, 228-229
  errores, 212-213
  escribir como primer paso (*Véase* escritura/técnicas de escritura)
  frecuencia de, 215-216, 223-224
  hacer tiempo para, 225-226
  introducción de Runkle a, 19-20
  meditación (*Véase* meditación)
  modificar, 209-210
  niños y, 218-219
  orientarse hacia los objetivos, 82-84

periodicidad, importancia de, 213
recuperación de doce pasos y, 19
religiones tradicionales y, 224-225
resultados negativos de, 212-213
seguimiento de la meditación reposada (*Véase* meditación)
sentirse peor después de, 210-212
Práctica diaria en grupo, 228-229
problemas de memoria, 48
proceso de curación/sanación. *Véase también* Práctica diaria; protocolos de tratamiento
actividades del diario, 69
apropiación, 170
como algo fuera del alcance, 185
como un don, 192
conexión y, 165
contar tu historia, 52-53
enfoque, 69-70
meditación (*Véase* meditación)
objetivo de, 185
para la desconexión, 149-150
relaciones rotas, 155-156
sentir tus emociones, 127
taburete de tres patas del trauma, 69
profesión. *Véase* vida laboral

profesionales de la salud
mental, comprensión de la
desregulación, 43
profesionales médicos, 36, 43
protocolos de tratamiento
alimentación sana, 68
alternativos, 63-69
basadas en el cerebro/sistema
nervioso, 64-66
brainspotting, 68
búsqueda, 58
ejercicios de escritura (*Véase*
escritura/técnicas de
escritura)
estándar, 13, 59-63
experiencia somática, 67
experiencias desalentadoras,
57-58
medicamentos, 59-60
método Wim Hof, 67
neurofeedback, 65
para la sanación continuada, 61
para traumas infantiles, 36
Práctica diaria (*Véase* Práctica
diaria)
psicodélicos, 66
sistema nervioso y, 36
tapping, 66
terapia conversacional, 56
terapia de ejercicio, 67
terapia de sistemas de familia
interna, 68
terapias basadas en el cuerpo,
67-68
transparencia en, 58

R
recaídas emocionales, 136-137
recuerdos traumáticos, 54
rehabilitación de drogas, 136
relaciones de compañerismo,
228
relaciones rotas, 155-156
relaciones. *Véase también*
conexión
actividades del diario, 164-165
atracción hacia parejas
conflictivas, 174, 182-183
conductas autodestructivas,
175
conflicto con, 47
desarrollo de la habilidad
para, 157-164
inestabilidad en, 47
pensamiento idealista, 175
re-regulación
ayudar a otros a alcanzar,
106, 111
como parte de la vida,
106-108
dominar, 108
emociones, 131-135
hablar con alguien, 139-140
importancia de, 107-108
medicamentos que inhiben la
capacidad, 59
medidas de emergencia para
la, 109-110, 133, 141
objetivo de, 107
redirigir los pensamientos,
134
rutina mañanera y, 122-126

resentimiento. *Véase* miedos y resentimientos
retraso en el desarrollo, 212
retraumatizarnos, 184
Runkle, Anna
  avance en la transformación, 186-189
  descubrimiento del don, 199-200
  diagnóstico médico, 30
  escritura y meditaciones, 187
  infancia, 14-15
  introducción a la Práctica diaria, 17-18
  lucha contra el TEPT infantil, 11-12
  mentor de otros, 21
  misión, 24-25
  patrón de apego, 16
  primera comprensión del TEPT-C, 23
  relaciones superficiales, 21
  sanación de traumas, 186
  sanación, 16-17
  The Crappy Childhood Fairy (blog), 24
  rutina mañanera, 122-126

S
Schwartz, Richard, 68
seguridad, 146-147
sencillez, como don, 197
sentir los propios sentimientos, 127
servicio, como don, 196
Shapiro, Francine, 64

sistema nervioso, 26, 32, 36, 41-43
sobriedad emocional, 135-136
sobriedad, XVII, 95, 100. *Véase también* sobriedad emocional
solitud, 196
Sterman, Barry, 65
sustancias, anestesiarse con, 172-173

T
tablero Kanban, 124
taburete de tres patas del trauma, 69
talentos, don(es) frente a, 189
técnica de meditación supersencilla, 88-89
técnicas de atención plena, 210. *Véase también* meditación
técnicas de liberación emocional (EFT), 66
TEP complejo (Walker), 22
terapia cognitivo-conductual (TCC), 60
terapia conversacional, 13, 57, 60-62, 203
terapia de ejercicio, 67
terapia de exposición, 60
terapia de partes, 68
terapia de sistemas de familia interna (IFS), 68-69
terapia de *tapping*, 66
terapia dialéctica conductual, 60
terapia polivagal, 65
terapia psicodélica, 66

terapia. *Véase* protocolos de
tratamiento
terapias basadas en el cerebro,
58-59
terapias basadas en el cuerpo,
67-68
The Crappy Childhood Fairy
(blog), 24
titulación, 158-159
toxicaje, 172
trastorno de estrés postraumático
(TEPT). *Véase también* trauma
infantil; trastorno de estrés
postraumático complejo
descripción de, 31
terapias centradas en el
sistema nervioso, 59
trastorno de estrés
postraumático complejo
(TEPT-C)
autorregulación y, 107
definición de, 16
descripción de, 22-23, 31
desregulación del sistema
nervioso y, 11-12, 38
diagnóstico, 30
flashbacks emocionales y, 31
migrañas y, 38
síntomas de, 38
TEPT frente a, 30
trastornos alimentarios, 49, 181
trastornos de la personalidad, 48
tratamientos alternativos, 63-69
trauma del desarrollo.
Véase trastorno de estrés
postraumático complejo

trauma infantil. *Véase
también* trastorno de estrés
postraumático complejo
actividades del diario, 56
causa de, 34-35
como tratable, 224
conductas autodestructivas
y (*Véase* conductas
autodestructivas)
conductas de alto riesgo y,
48-49
correlación, 38
daño permanente de, 29, 50
desconexión y (*Véase*
desconexión)
desregulación y (*Véase*
desregulación)
dificultades cognitivas
derivadas de, 40
efectos sobre el sistema
nervioso, 40
impacto en los adultos, 37
impacto psicológico de, 37
origen neurológico, 48
problemas fisiológicos
asociados a, 50
recaída emocional, 136
reconocimiento, 54
respuesta a, 34-35
sentirse diferente de los
demás, 147-149
síntomas de, 32-34
TEPT-C frente a, 31
tratamiento (*Véase*
protocolos de
tratamiento)

trauma temprano. *Véase* trauma infantil

trauma. *Véase también* trauma infantil

adicción y, 136

desconexión como síntoma de, 144-145

externo, 167

hablar de, 117

impacto en el sistema nervioso, 40-41

interno, 167

preocupación por, 52

problemas para sanar, 12

protocolos de tratamiento habituales (*Véase* protocolos de tratamiento)

retraumatizarnos, 168

taburete de tres patas de, 69, 93

traumas externos, 167

traumas internos, 167

V

Van der Kolk, Bessel, 18, 22, 38

vergüenza, 17, 24, 103, 129, 134, 139

vida laboral, 96, 172, 173-174, 178, 181-182

vocación. *Véase* don(es)

W

Walker, Pete, 22, 45, 46

yo potencial. *Véase* don(es)

NOTAS

Introducción

[1] Bessel van der Kolk, *The Body Keeps the Score* (Nueva York: Viking, 2014), p. 47. [ed. esp.: *El cuerpo lleva la cuenta: cerebro, mente y cuerpo en la superación del trauma*. Trad. de Montserrat Foz Casals. Barcelona: Editorial Eleftheria, 2023].

Capítulo 1

[1] Maercker *et al.*, «Complex Post-Traumatic Stress Disorder», *Lancet* 400, n.º 10345 (julio 2022): 60-72, https://doi.org/10.1016/S0140-6736(22)00821-2.

[2] «Study Finds Psychiatric Diagnosis to Be 'Scientifically Meaningless'», NeuroscienceNews.com, 8 de julio de 2019, https://neurosciencenews.com/meaninglesspsychiatric-diagnosis-14434/.

Capítulo 2

[1] Bessel van der Kolk, *The Body Keeps the Score* (Nueva York: Viking, 2014), p. 43. [ed. esp.: *El cuerpo lleva la cuenta: cerebro, mente y cuerpo en la superación del trauma*. Trad. de Montserrat Foz Casals. Barcelona: Editorial Eleftheria, 2023].

[2] Stone *et al.*, «Response to Acute Monotherapy for Major Depressive Disorder in Randomized, Placebo Controlled Trials Submitted to the U.S. Food and Drug Administration: Individual Participant Data Analysis», *BMJ* 378 (agosto 2022): e067606, https://doi.org/10.1136/bmj-2021-067606.

[3] Peter Simons, «Antidepressants No Better Than Placebo for About 85 % of People», *Mad in America*, 15 de agosto de 2022, https://www.madinamerica.com/2022/08/antidepressants-no-better-placebo-85-people/.

Apéndice

[1] Chiara Ruini y Cristina C. Mortara, «Writing Technique across Psychotherapies—from Traditional Expressive Writing to New Positive Psychology

Interventions: A Narrative Review», *Journal of Contemporary Psychotherapy* 52, 23-34 (2022), https://doi.org/10.1007/s10879-021-09520-9.

[2] David Lynch Foundation Center for Resilience, «Selected Research on Transcendental Meditation as a Medical Intervention for Numerous Physical and Mental Health Conditions», 7 de junio de 2023, https://www.davidlynch-foundation.org/pdf/Research-on-TM.pdf.

AGRADECIMIENTOS

Q UIERO DAR LAS GRACIAS a mi esposo, Rob Clayton, y a mis hijos, Harry Fricker y Jack Fricker. Vuestro amor y apoyo han sido fundamentales para que pudiera escribir este libro; sois la familia que siempre soñé tener.

También agradezco a Rachel Hope el haberme salvado la vida aquella noche de 1994.

A mis padres, Barbara Azevedo y Bret Runkle, a mi padrastro Bill Azevedo, a mi padrino Per Fjeld y a mis abuelos Marie Flotten, Ed Flotten y Anna Marie Runkle. La cadena se ha roto y espero que estéis orgullosos y os sintáis libres al fin.

A mis familiares que me han brindado un apoyo especial: Esteban Azevedo y Natalie Cardot, Tim Fricker, Ann Fricker, Joanna Gould y Richard Gould.

También quiero dar las gracias a algunos amigos muy queridos: Zack Alexander, Maya Dorn, Mary Fjerstad, David MacLeod, Chris Notti y Eva Marie Notti.

A las personas que han trabajado conmigo en *The Crappy Childhood Fairy*, poniendo toda su sabiduría y su corazón en todo lo que hacen: Cara Alexander, Daphne B., Carol Fay Clark, Gabe Echeverria, Frida Engman, Monica Fulton, Jenny Geddes, Stephen Higginbotham, Gunvor Langeland, Ami Lin, Julie M., Kaki Mukhtar, S. Piza, Calista Sperry, Ashley Hannah Subramanian, Ramon Wickham y Nika Zusin.

Gracias a los profesores y mentores que han moldeado mi corazón y mi pensamiento, entre ellos Paul Brown, Brendon Burchard, Evan Carmichael, Bill Golove, el P. Dominic David Maichrowicz, O.P., y el P. Michael Sweeney, O.P. También a los maestros de mi infancia, en especial a Emily Booher, Gary y Gail LaBonte y James Talmadge; y, aunque nunca los conocí, a Fred Rodgers y Laura Ingalls Wilder por el refugio y la orientación que me proporcionaron sus obras cuando era niña.

Por último, muchas gracias a las personas que han hecho posible que este libro vea la luz: mi agente Iris Blasi, de Arc Literary, y el maravilloso equipo de Hay House, incluida mi editora Anne Barthel, Bryn Starr Best, Tricia Breidenthal, Kirsten Callais, Julie Davison, Patty Gift, Allison Janice, Nusrah Javed, Lizzi Marshall, Lindsay McGinty, Monica O'Connor y, por supuesto, Reid Tracy. Gracias también al equipo de Nardi Media, que me ayudó a correr la voz, y a Jasmin Singer y Erica Nielsen, que me orientaron para encontrar al agente idóneo para iniciar este viaje.

¡Qué suerte tengo de teneros a todos en mi vida!

SOBRE LA AUTORA

ANNA RUNKLE ES LA CREADORA del método de sanación The Crappy Childhood Fairy, un enfoque innovador para ayudar a hombres y mujeres de todo el mundo a resolver los síntomas del trauma y a transformar sus vidas, tanto si tienen acceso a ayuda profesional como si no. Con una comunidad de más de un millón de suscriptores en su canal de YouTube, blog, cursos y programas de *coaching*, enseña los métodos y principios que diseñó para abordar los síntomas de su propio TEPT infantil. El método que propone se basa en ejercicios sencillos y autodidactas para calmar los desencadenantes emocionales y la desregulación del sistema nervioso, establecer relaciones afectuosas y corregir las conductas autodestructivas que suelen presentar las personas que han vivido gran parte de su vida desreguladas. Vive con su marido y sus dos hijos en la bahía de San Francisco.

Encontrarás más información sobre Anna Runkle y The Crappy Childhood Fairy en:

crappychildhoodfairy.com

Puedes consultar herramientas gratuitas, testimonios reales, vídeos y novedades sobre este libro en:

re-regulated.com/resources

NOTAS

NOTAS

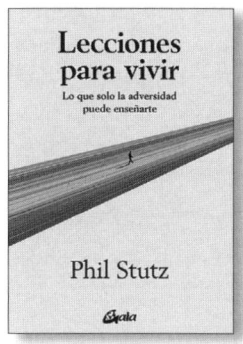

LECCIONES PARA VIVIR

Una serie de profundas reflexiones que te ayudarán a ver el lado bueno de la adversidad

PHIL STUTZ

A lo largo de nuestra vida, todos nos enfrentamos a situaciones que nos invitan a reflexionar sobre cuestiones profundas como el amor, la pérdida, el éxito, el fracaso, la esperanza, el arrepentimiento, la vida y la muerte. No obstante, resulta difícil encontrar claridad cuando lidiamos con dilemas tan complejos.

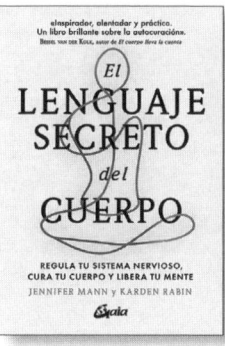

EL LENGUAJE SECRETO DEL CUERPO

Regula tu sistema nervioso, cura tu cuerpo y libera tu mente

JENNIFER MANN Y KARDEN RABIN

Cuando una persona está agobiada por el estrés, la ansiedad y los traumas, su sistema nervioso se adapta para mantenerla viva a corto plazo. Sin embargo, si constantemente se enfrenta a entornos inseguros, relaciones tóxicas o patrones de pensamiento destructivos, existe el riesgo de que quede atrapada en el «modo supervivencia» durante un largo periodo. En estos casos se habla de desregulación o sensibilización, un cuadro que provoca confusión y dolor crónico, tanto mental como físico.

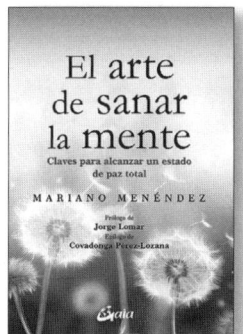

EL ARTE DE SANAR LA MENTE

Un manual de sanación y superación personal que traerá amor y plenitud a tu vida

MARIANO MENÉNDEZ

Este libro encierra una fuerza y un poder que llegan directos a tu corazón porque su mensaje claro, sencillo y contundente apela directamente a ti: mereces vivir la mejor experiencia física y llevarla al máximo de sus posibilidades.

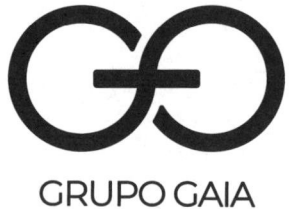

GRUPO GAIA

Para más información
sobre otros títulos de
GAIA EDICIONES

visita
www.grupogaia.es
Email: grupogaia@grupogaia.es
Tel.: (+34) 91 617 08 67